El ayuno intermitente

Guía completa para perder peso y ganar salud para vivir mejor

Incluye plan de alimentación consciente de 4 semanas

Lucia Palomar

INDICE

Introducción

Las exigencias de los estilos de vida hoy en día condicionan y determinan hasta cierto punto todos nuestros hábitos. Desde el cómo dormimos, cómo nos organizamos, cómo trabajos y estudiamos. Nuestra alimentación tampoco escapa a esta rápida embestida de los tiempos modernos en el que nos encontramos permanente sobre estimulados e hiperconectados. Tiempos en los que la eficiencia y eficacia predominan todos los aspectos de nuestra sociedad, no es de extrañar que se adoptaran métodos que busquen acoplarse al ser humano moderno.

El ayuno intermitente se ha catapultado en los últimos años en las tendencias alimenticias como uno de los métodos más eficaces y útiles para mejorar nuestra salud y nuestro desempeño en todas las áreas de nuestra vida. Los beneficios para nuestra salud, ya sea si buscamos adelgazar o simplemente mejorar nuestro bienestar y felicidad, son constantemente reafirmados por algunos expertos y por las personas que prefieren adoptar este nuevo hábito de alimentación, especialmente si se está acompañado de la dieta cetogénica para impulsar, mejorar y acelerar los resultados del ayuno intermitente.

Con ayuda profesional, con el conocimiento de cómo funciona nuestro organismo en su totalidad, como un sistema abierto y vivo, y unos planes adecuados a uno u otro objetivo, el texto a continuación busca arrojar luces sobre las características del ayuno intermitente como un estilo de vida, beneficios y desventajas, consideraciones importantes y sinergias entre nuestra salud física y nuestra salud mental, tan importantes como interdependientes para asegurar la mejora de nuestro bienestar y mejorar nuestra capacidad para ser felices tanto en lo físico, emocional y en nuestra vida en general.

A lo largo del texto nunca insistiremos lo suficiente con respecto al cuidado de nuestra salud como la premisa fundamental para adoptar el ayuno intermitente y las dietas necesarias para ello. Este libro ofrece tanto información, trucos y métodos para asegurar la efectividad de este nuevo hábito, así como cuidados y consejos generales dispersos a lo largo y ancho de estas palabras para llamar la atención sobre la importancia de tener una visión sistémica y holística de nuestro cuerpo con el propósito de que identifiquemos cuáles son los verdaderos problemas que nos acompañan en nuestro día a día y cómo sería el mejor abordaje para comenzar a resolverlos.

Si consideras que este libro representa un instrumento importante para ti y/o para otras personas que tienen como objetivo mejorar su salud, su bienestar y su vida, sobre todo, asegúrate de dejarnos saber qué es lo que más te gustó del texto, si lo recomendarías o no y de compartir reseñas positivas sobre él, que es fruto de un trabajo de indagación extenso y de experiencias colectivas con respecto al ayuno intermitente.

El ayuno intermitente

Es común la idea equivocada de asumir de que el ayuno es una de forma de dieta y que este se puede asumir de manera indiscriminada. Primero que nada, existencia diferencias conceptuales entre lo que es la dieta y lo que es el ayuno. Mientras que la primera hace referencia a un conjunto y a una cantidad de comidas que conforman la alimentación de alguna persona, la segunda se entiende como la privación del consumo de comidas durante un período delimitado de tiempo. Las dietas comprenden no solo los regímenes alimenticios que algunos asumimos con un objetivo en mente bastante claro:

adelgazar, aumentar de peso, masa muscular, definición, o simplemente una mejora en nuestra calidad de vida. Las dietas también comprenden aquellas tradiciones, costumbres y hábitos que tienen las personas dependiendo de diversos factores, especialmente aquellos de índole social, cultural y geográfico, pues dependiendo de las interacciones sociales, de la cultura a la pertenezca y del entorno de dónde sacan los alimentos, así también se verá influenciada la dieta.

Lo que nos interesa en este texto no es tanto la dieta, sino el ayuno, la privación de alimentos por un período específico. Sin embargo, de manera similar a la dieta, es recomendable consultar ayuda profesional para determinar la viabilidad y el régimen de ayuno que se debe perseguir para poder conseguir nuestro objetivo como también poder preservar y mejorar las condiciones/salud de nuestro cuerpo, pues dependiendo del *background* de cada persona, de sus hábitos anteriores, condiciones de salud previas y/o crónicas, existirán métodos distintos de aplicación y adopción del ayuno.

Continuando con la idea principal, si el ayuno es la privación de alimentos por un tiempo determinado, entonces es lógico asumir que la *intermitencia* añadida en el nombre del método refiere a una interrupción constante de este proceso de ayuno. Si bien esto puede llegar a ser confuso porque la ciencia del ayuno -o más bien lo que nuestro sentido común nos dice- es no interrumpir la privación de alimentos, lo cierto es que la interrupción pautada del ayuno bajo unos márgenes alejados de la radicalidad promueve los beneficios de esta forma de comer, de este hábito alimenticio, sin irnos demasiado lejos como para promover la aparición o el desarrollo de trastornos alimenticios conocidos hoy en día como la anorexia, por hacer mención de algún ejemplo. En este sentido, la intermitencia del ayuno está distribuida en una frecuencia diaria; es decir, efectuamos el ayuno diariamente durante una cierta cantidad de horas que debemos respetar cual soldado en el ejército.

Idealmente, la cantidad de horas de ayuno establecidas deberían estar adecuadas metódicamente dependiendo de las condiciones de cada una de las personas interesadas en adoptar este hábito, pero en términos generales, es común encontrar recomendaciones en todos lados sobre mantener un régimen de ayuno de 12-12, o lo que es lo mismo, 12 horas de ayuno y 12 horas de alimentación normal. Esto evidentemente debe respetar el ritmo de vida de cada persona en tanto su adaptación debe ser congruente y realista. Por norma general, las horas de sueño también son contadas como horas de ayuno, pues en efecto tampoco te encuentras ingiriendo ningún tipo de alimento. Si las horas de sueño promedio comprenden ocho horas, significa que, en estado de vigilia, o lo que podíamos llamar horas de ayuno *reales*, realmente tendríamos que cumplir a voluntad con solo cuatro horas de ayuno luego de despertarnos. Para algunas personas esto pudiese significar desayunar a la mitad de la mañana, directamente esperar por el almuerzo o almorzar un poco más temprano de lo usual. Dependiendo de la hora que nos corresponda comer eso será igualmente proporcional a las horas en la que no nos corresponda comer sino respetar el ayuno.

Por otro lado, varios expertos si bien reconocen los beneficios de tener un ayuno intermitente bajo el régimen 12-12, lo cierto es que han determinado que un ayuno 16-8 ha ofrecido mejores resultados en general a las personas que han adoptado dicho régimen. Esto significa -de nuevo, en términos generales- que tendríamos ocho horas de ayuno que lo comprenden las horas de sueño y luego 8 horas *reales* de ayuno que establecen la hora de comida ya bien pasadas las horas de almuerzo. Claro está, esto dependerá de cómo cada persona administre su tiempo. Lo que, si recomendamos en un inicio, para una más fácil adopción de este nuevo hábito, es que si eres una persona que suele dormir poco por costumbre, esta es una buena oportunidad para arreglar tu horario de sueño.

Las razones para adoptar el ayuno intermitente van desde una manera de ayudar a la pérdida de peso hasta una forma de hacer mas eficiente tu tiempo e invertirlo en las actividades que más deseas hacer. Pero si el ayuno es sólo una forma/hábito de comer, ¿se podrá perder de peso con sólo cambiar un hábito? Sin duda alguna se han reportado muchísimos casos con resultados positivos de pérdida de peso, teniendo también como otro de sus principales beneficios la disminución de la ansiedad por comer que muchísimas personas, sobre todo con sobrepeso, padecen. La pregunta ahora parece dirigirse hacia el cómo ayuda el ayuno intermitente a la pérdida de peso y al control de la ansiedad por comer

El cuerpo humano: un sistema perfecto

Para comenzar a hablar sobre cómo el ayuno intermitente nos ayuda a perder de peso, se hace necesario primero comprender en aspectos generales y abstractos como funciona nuestro cuerpo de manera interna y externa, para luego comprenderlo a niveles más específicos. En este sentido, se nos hace importante y necesario extraer algunos de los aportes de la teoría general de sistemas, principalmente los aportes del científico Ludwig von Bertalanffy, quien desarrollo la teoría desde un punto de vista biológico, el que más nos interesa.

En términos generales, la teoría general de sistemas posee unas premisas fundamentales que consisten en que todos los sistemas biológicos son sistemas abiertos y que estos, además, existen en interacción constante con otros sistemas. Estas interacciones ocurren dentro de un sistema todavía más grande que los contiene, en una dinámica permanente de interacción e intercambio de materia y energía.

En términos más simples, lo anterior quiere decir que todos los sistemas, para poder subsistir, necesitan obtener los recursos vitales del entorno al que pertenecen -ergo, otros sistemas. A su vez, estos otros sistemas de los cuales nos alimentamos necesitan también del insumo de otros sistemas para sostenerse a si mismos. Así, la única manera en la que los sistemas puedan existir y subsistir es bajo la idea de que todas las partes que lo componen deben funcionar de manera adecuada para no afectar el funcionamiento del sistema al que hagamos referencia, y esto incluye también el funcionamiento apropiado de otros sistemas del que se es interdependiente de manera directa o indirecta.

¿Por qué hablamos de sistemas? Seguramente habremos escuchado alguna vez en nuestra vida cuando se refieren a ciertos conjuntos complejos de nuestro como sistema: sistema nervioso, sistema digestivo, sistema óseo, y así sucesivamente. Sin embargo, parece existir la creencia común -si es que siquiera se llega a esa idea- de que el cuerpo humano está constituido por sistemas, sin considerar que el cuerpo es en sí un sistema que constituye a otros. El funcionamiento fallido de alguno de estos sistemas del cuerpo afecta el funcionamiento de la totalidad del cuerpo de manera o indirecta. En el caso del cuerpo humano, si el sistema nervioso -considerado el sistema central de todos los que constituyen el cuerpo- se ve afectado, es un hecho de que la totalidad de nuestro cuerpo tendrá consecuencia negativas, especialmente aquellos relacionados con la conciencia y en la mente, pues estos se encuentra directamente en el cerebro, pero es importante recordar que el cerebro también controla el funcionamiento del resto de las operaciones del cuerpo por medio de otros elementos y/o órganos que les sirve de apéndice para poder trabajar de acuerdo al funcionamiento total del cuerpo.

Ejemplos de estos "apéndices" tenemos el corazón, riñón, hígados, tiroides, entre otros tantos. Cada una de estas extensiones, diseñadas y especializadas para atender partes específicas del cuerpo, tienen una relación interdependiente con todo el cuerpo y con el cerebro. Esta relación de interdependencia explica por qué al fallar algunos de estos órganos el cuerpo humano es incapaz de operar adecuadamente y a veces puede llegar a conducir a la muerte. Otras formas más sencillas de plantear esta cuestión son simplemente haciéndose la pregunta de: ¿con cuál conjunto de elemento, órganos, sistemas, no podemos vivir? Las diversas respuestas que puedan salir de esta pregunta llevan siempre a un concepto fundamental de la visión de sistemas de nuestro cuerpo: el concepto de sinergia. La sinergia no es más que la coordinación de los distintos elementos de la estructura que la hacen funcionar como una totalidad, es el entender que la totalidad de las cosas es mayor que las sumas de sus propias partes. Es decir, los sistemas nervioso, digestivo y óseo no son nada por sí mismos; son incapaces de funcionar adecuadamente si el sistema nervioso no está para controlar las funciones del resto de sistemas; el sistema digestivo para procesar los insumos de energía y distribuirlos a todas las partes del cuerpo; y al sistema óseo para nutrirse de esta energía, sostener al cuerpo y proteger sus otros sistemas para garantizar su propio funcionamiento. Frecuentemente el concepto de sinergia es resumido bajo la frase: *el todo es mayor que la suma de sus partes*. Para ello, cada una de sus partes tienen que funcionar adecuadamente.

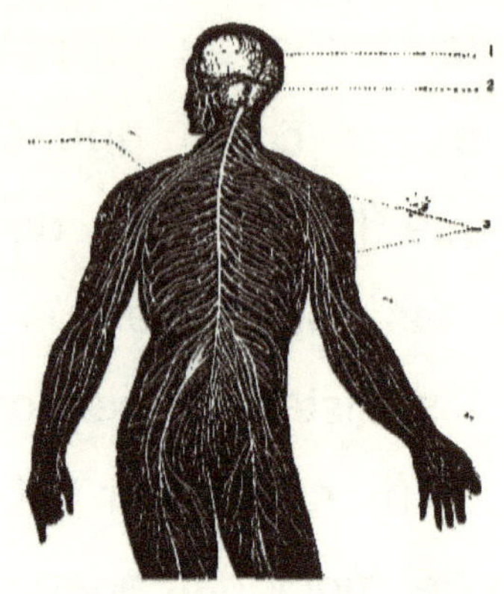

Un sistema es un conjunto de interrelaciones que no se pueden comprender si no se observa la totalidad.

Bajo este orden de ideas, se pueden definir los sistemas como un conjunto de elementos interdependientes -los cuales también pueden ser otros sistemas- que se encuentran en interacción e intercambio constante con otros sistemas para poder subsistir y mantenerse en funcionamiento.

La teoría general de sistemas señala la existencia de dos tipos de sistemas: sistemas abiertos y sistemas cerrados. Por el hecho de

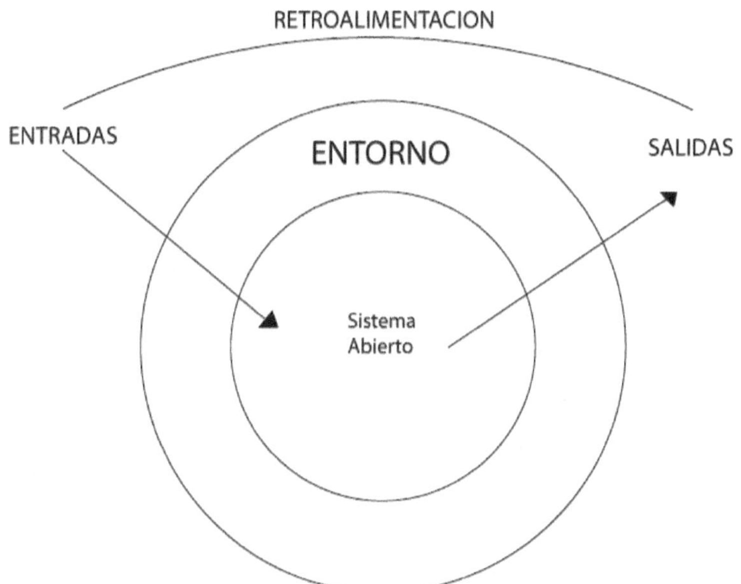

que estamos hablando de un sistema orgánico -nosotros, el cuerpo humano-, hasta ahora nos hemos referido a un sistema abierto: abierto porque no puede vivir aislado de otros sistemas, de su entorno. Necesitamos de la naturaleza, de los distintos sistemas que existen en el *ecosistema* para poder existir: la lluvia, la polinización de las flores para el oxígeno, los vegetales y los animales -otros sistemas orgánicos- empleados en la agricultura y ganadería, entre otros.

Nuestro organismo, por ser un sistema vivo, es representado apropiadamente como un sistema abierto

¿Qué tienen que ver los sistemas con el ayuno, específicamente con el ayuno intermitente? Los sistemas orgánicos -y, por ende, abiertos- funcionan de una determinada forma bajo una serie determinada de mecanismos según las necesidades y capacidades que el mismo sistema en su constitución exige: es decir, funcionan dependiendo de su estructura y no fuera de dicha estructura. Los mecanismos que conforman a la estructura tienen una serie de premisas fundamentales: mantener el funcionamiento del sistema -en nuestro caso, vivir- la reducción o erradicación de los niveles de entropía, el aseguramiento del proceso homeostático y la transformación de los insumos obtenidos por la retroalimentación. Entropía refiere a los niveles de *caos* o desequilibrio que pueden existir en nuestro cuerpo -cuando nos enfermamos, cuando tenemos deficiencias nutricionales, etc.; el proceso de homeostasis hace referencia a los mecanismos que tiene el cuerpo para autorregular su propio funcionamiento en la búsqueda de una estabilidad interna durante el intercambio con su entorno -regulación de nuestra temperatura cuando tenemos fiebre, activación del sistema inmunológico, etc.; por último, la retroalimentación utiliza algunos de los resultados de las actividades anteriores para reincidir en otros aspectos del cuerpo. La alimentación, como una de las actividades fundamentales para mantener con vida nuestro cuerpo, es un proceso de intercambio con el entorno: mientras el entorno nos da el alimento, el excremento que expulsemos como consecuencia de la alimentación, si bien es técnicamente desecho o desperdicio de nuestro cuerpo, es un insumo para la naturaleza, específicamente para las plantas: en este caso, estamos hablando de la retroalimentación que existe entre nuestro cuerpo y las plantas, y que a su vez refiere al proceso de neguentropía, que no es más que la expulsión de la entropía -los desechos- de nuestro cuerpo. Mientras nos alimentemos, dependiendo del cómo nos alimentemos y de lo que nos alimentemos, nuestro cuerpo se regulará así mismo para asegurar su propio funcionamiento aun cuando existan deficiencias en los insumos materiales y energéticos que le suministremos vía nuestra alimentación: el cuerpo hará todo lo posible con los recursos que disponga. En este sentido, el ayuno intermitente es una forma de proporcionarle a nuestro cuerpo los insumos alimenticios que necesita de una manera más óptima y eficiente teniendo en consideración el entorno en el que nuestro cuerpo se encuentra hoy en día. Así, nos aprovechamos del proceso de homeostasis y de la neguentropía de nuestro cuerpo para expulsar los desechos y regular las anomalías de nuestro cuerpo, como el exceso de grasa y la ansiedad por comer.

Entender nuestro cuerpo como sistema significa entender que la alimentación afectará irremediablemente todo nuestro cuerpo más allá de su figura, su forma y su peso: desde nuestra inteligencia, emociones, hasta nuestro desempeño en nuestro trabajo, en nuestros hobbies, en la capacidad de nuestro sistema/cuerpo para, primero, mantenernos con vida, y segundo, que esta vida sea óptima.

Por esta razón es que las consecuencias de una mala alimentación sostenida por muchos años -y de cualquier otra cosa nociva para la salud de nuestro cuerpo- no son visibles si no cuando ya resulta ser demasiado tarde, a no ser que hablemos de algo sumamente agresivo para nosotros y los resultados sean rápidamente visibles, de manera que podamos relacionar las causas y los efectos casi de inmediato. Este fenómeno se le conoce como el *síndrome de la rana hervida.*

La historia narra el cómo una rana salta inmediatamente al ser arrojada en agua hirviendo, pero que si esta se le coloca en agua y luego se le aumenta la temperatura hasta que lentamente llegue a hervir, resultará demasiado tarde para la rana reaccionar y esta morirá, pues su cuerpo no está diseñado para detectar los cambios progresivos en su temperatura

El síndrome de la rana hervida es una analogía referente a cómo las consecuencias de procesos dañinos muy lentos no son posibles de visibilizar en la realidad inmediata, en el presente, y por lo tanto pasan desapercibidas o son deliberadamente ignoradas en su momento por no considerarse relevantes o de gran impacto hasta que resulta ser demasiado tarde para actuar y tratar de solventarlo, pues el daño generalmente es a nivel estructural y no es posible ya repararlo.

Esta analogía hace referencia a la *conciencia* sobre los problemas más que a el conocimiento de los problemas. Se *conoce* que una mala alimentación le hace daño a nuestro cuerpo y a nuestro bienestar en general, pero a veces no existe la *conciencia* de estas consecuencias porque no es posible verlas en la inmediatez de nuestro tiempo y la desestimamos consciente o inconscientemente, aun conociendo a ciencia cierta la gravedad de los hechos. Lo mismo ocurre con los hábitos, los ejercicios, estilos de vida, y un largo etcétera.

Bajo la línea de este argumento, es importante identificar no solo los nutrientes y los alimentos que necesitamos durante el ayuno intermitente para poder mantener nuestro cuerpo en las mejores condiciones disponibles, sino que, además, es necesario determinar la frecuencia con la que podemos ingerir ciertos tipos de alimentos -algunos son más beneficiosos para comer a determinadas horas, cada cierta cantidad de días; otros son más fáciles de digerir y pueden ingerirse con mayor frecuencia, etc.-, conocer y ser conscientes de cuáles son las etapas del proceso, y como el ayuno intermitente interactúa con otras de nuestras actividades diarias, con nuestro desempeño en cada una de ellas, etc.

Efectos del ayuno intermitente en el cuerpo

Lo primero que el cuerpo percibe es un corte de su suministro de energía. Este impacto en la funcionalidad del cuerpo hace que éste entre en un estado de homeostasis que, recordemos, es un proceso de regulación de todo sistema que busca mantener la estabilidad en su funcionamiento al suministrarle energía a cada una de sus partes: huesos, músculos, órganos, hormonas, otros sistemas, etc. En este caso, al verse el suministro de energía desaparecido para el cuerpo, este comienza a utilizar las reservas que nuestro cuerpo almacena precisamente para estas situaciones. Esto lo hace rápidamente al enviarle una señal a nuestro cerebro de que necesitamos reponer energía y, al no haber alimento, el cerebro coordina con todo el cuerpo para empezar a utilizar todas las grasas, carbohidratos, glucosa y demás para mantener funcionando el cuerpo. Por esta razón es que es imposible quemar grasas del cuerpo en sitios específicos, como en el abdomen, piernas o incluso el cuello, sino que lo hace de manera uniforme en todas las partes donde exista ese exceso de grasa y en donde sea más difícil de desaparecerla, es donde más se encuentra acumulada. Para nuestro cuerpo, la totalidad de sus partes también sirve como un gran depósito de energía.

Si ya tenemos claro por qué nuestro cuerpo comienza a utilizar la energía almacenada en forma de exceso de grasas, la siguiente pregunta por responder es cuándo ocurre este proceso.

La razón más importante del por qué los ayunos deben ser respetados con disciplina y estrictos es que guarda una relación directa y estrecha con los resultados del ayuno. Sin percibir ningún tipo de alimento, el cuerpo humano demora alrededor de doce y catorce horas para disparar las alarmas de todo el sistema y comenzar a utilizar la energía almacenada. En este sentido, entonces correspondería hacer un ayuno mínimo de entre doce o catorces horas respectivamente (claro está, esto siempre dependerá del tipo de ayuno intermitente que realice cada persona). Este estado de alarma -por llamarlo de esa manera- en la que entra el cuerpo para comenzar a quemar sus reservas se le conoce como el proceso de *cetosis*. Como todo proceso de alarma, estos resultan de una respuesta que el cuerpo ejerce ante la emergencia de la privación de alimentos y, por lo tanto, de fuente de energía. Los estados de alarma, en aspectos generales, están usualmente relacionados con altos niveles de tensiones entre los agentes involucrados y afectados por la situación que amerita la emergencia. Así, es importante entender que los estados de alarma prolongados, si bien tienen como objetivo final restaurar el equilibrio del cuerpo, pueden llegar a ser riesgosos por las altas cargas de estrés que le supone al cuerpo estar en un estado permanente de emergencia. No solo en el contexto del ayuno intermitente, sino también en cualquier otro tipo de estrés excesivo, como el físico -músculos atrofiados- y mental -ansiedad crónica-.

Por lo tanto, este proceso homeostático, de autorregulación, posee unas ventajas y desventajas importantes a considerar para sacar el mayor provecho mientras reducimos las amenazas que pueda representar para la salud. Empecemos por entender bien qué es la cetosis.

Cetosis: definición, ventajas y desventajas

Como ya hemos hecho mención en apartados anteriores, el cuerpo humano necesita de energía para mantener su funcionamiento, energía que sustrae del entorno por medio de la comida y del oxígeno. Sin embargo, no toda la energía viene sólo del oxígeno y no toda la comida implica un aporte energético para su funcionamiento. Esto explica el por qué es posible ver a dos personas con el mismo peso y misma apariencia física y una de ellas tiene deficiencias alimenticias: una de ellas no está alimentando bien su cuerpo. Esto también explica por qué el peso no es un factor determinante para conocer el estado de salud de una persona. Además, esto también nos indica que no existe una fuente única de energía, razón por la cual en las dietas que son consideradas balanceadas por expertos de todo el mundo sin importar a cuál contexto pertenezca, la diversidad y variedad de alimentos es uno de los factores decisivos.

Las golosinas son un buen ejemplo de aquellas comidas –mejor dicho, cosas que podemos ingerir- que no aportan nada beneficioso a nuestro cuerpo -ni siquiera energía- y, por el contrario, lo que en realidad hacen es subir la insulina de nuestro cuerpo, amenazando nuestra salud. Por otro lado, comer únicamente vegetales tampoco representa una buena alimentación porque no aporta la energía suficiente que necesita el cuerpo para funcionar y están privadas de carbohidratos. En este punto, lo que el cuerpo más necesita como combustible son los carbohidratos, su principal fuente de energía. Un déficit o privación de carbohidratos se traduce inmediatamente en una reducción de la energía de nuestro cuerpo y un debilitamiento físico e inmune, las funciones de nuestro cuerpo disminuyen en general: es lo que ocurre cuando tenemos mucho tiempo sin comer y/o no hemos comido nada hasta ese momento específico y empezamos a sentir estos malestares. Los carbohidratos son parte esencial de una dieta sana en cualquier parte del mundo sin importar factores diferenciadores, como cultura y geografía, pues estos constituyen uno de los macronutrientes esenciales, contenedor de las vitaminas y minerales necesarios para la vida humana y, por lo tanto, nuestro principal aporte calórico.

Pero, ¿acaso las calorías no son enemigas de la pérdida de peso? ¿De qué sirve privar a mi cuerpo de algo que necesita para vivir? ¿Si quiero perder grasa, por qué debo ingerir grasa? Si bien los carbohidratos son la principal fuente de energía de nuestro cuerpo, recordemos que lo que nuestro cuerpo realmente necesita son calorías como combustible, que también se puede encontrar en la grasa que hemos almacenado en nuestro cuerpo con el paso del tiempo. Esta función también hace a la grasa otro macronutriente que contienen los insumos necesarios para nuestro cuerpo, como con los carbohidratos. La diferencia fundamental es que mientras el carbohidrato es la principal fuente de energía, la que utiliza en la inmediatez posible, la grasa es la fuente secundaria de energía, la energía de reserva. Bajo esta lógica, para mantener cargada la batería de nuestros celulares, lo primero que haríamos es buscar algún enchufe y conectar el cargador directamente a esa fuente de energía; si por variadas razones no podemos disponer de un enchufe o no tenemos acceso a él, podemos optar por usar una segunda batería, *powerbank*. En su defecto, dejar que se descargue la batería por completo o apagar el teléfono celular para ahorrar la batería restante. Llegados a este punto, es contraintuitivo utilizar un *powerbank* o segunda batería cuando podemos disponer de un enchufe cualquiera (por eso se tiene la segunda batería, para empezar). Lo mismo ocurre con nuestro cuerpo; para él, es contraintuitivo quemar grasas si puede ingerir carbohidratos. A contrario del celular, no podemos simplemente *reemplazar* la batería -decidir quemar grasas en vez de carbohidratos-, aunque si podemos *apagarnos* para ahorrar energías. Pero de la misma manera en la que un teléfono celular apagado con la batería puesta sigue consumiendo energía, lo mismo sucede con nuestro cuerpo cuando estamos durmiendo para mantener las funciones vitales del cuerpo y poner en marcha unos procesos distintos y propios del estado de sueño, muy diferenciados de los procesos que lleva a cabo -al menos a nivel mental- cuando estamos en estado de vigilia. Es importante señalar que el cerebro y el cuerpo siguen funcionando de la misma manera que cuando estamos durmiendo o despiertos, pero en estados de actividad distintos.

La incapacidad inherente de no poder decidir qué tipo de energía utilizar -ya sea carbohidratos o grasa-, cuándo usarla y en cuáles partes del cuerpo corresponde a la naturaleza sistémica de nuestro cuerpo: cada una de sus partes es interdependiente y todas se ven afectadas si alguna de ellas lo está. Por esta razón, es que el cuerpo entero debe entrar en un estado específico en el que se vea obligado a utilizar las reservas de energía como fuentes principales de recursos para sí mismo; el cuerpo entero, entonces, debe entrar en un estado de *cetosis*.

El estado de cetosis hace referencia a una situación metabólica de tu cuerpo que, frente a la deficiencia o ausencia total de carbohidratos, comienza a utilizar las reservas de energía manifestada en forma de grasas. En otras palabras, a falta de carbohidratos quemas las grasas. Esto lo logra mediante la liberación de cetonas que descomponen el tejido adiposo de tu cuerpo en los nutrientes esenciales. Este proceso se puede ver también acelerado si se ejecutan rutinas de ejercicio por la demanda de energía a la que el cuerpo se verá sometido durante la actividad. Sin embargo, es importante recalcar que un déficit en la ingesta de carbohidratos no debe significar un déficit nutricional; de ser así, más que quemar la grasa del cuerpo éste comenzará a descompensarse y a degradar sus funciones. La situación ideal para aprovechar la cetosis mientras la acompañamos de ejercicio, es identificar y realizar un plan de alimentación que nos garantice los nutrientes esenciales.

Acompañado de la inducción a un estado de cetosis, algunas personas también han optado por la dieta cetogénica, que consiste en la reducción de consumo de carbohidratos entre veinte y cincuenta gramos diarios. Las razones para adoptar tanto una dieta cetogénica como un hábito de comidas en forma de ayuno intermitente se debe, en general, a que los beneficios que representaba la combinación de ambos métodos ofrecían resultados similares a la adopción de un ayuno prolongado. Sin embargo, no todo sobre el ayuno intermitente y, sobre todo, la dieta cetogénica es únicamente beneficioso, y existen algunas desventajas importantes a considerar para cuidar nuestra salud y aún así seguir aprovechando las bondades de estos nuevos métodos de alimentación. Así, podemos hacer la siguiente evaluación de pros y contras del ayuno intermitente.

Bondades del ayuno intermitente

La primera ventaja que el estado de cetosis representa es por partida doble: permite controlar la cantidad de insulina en la sangre mientras que favorece el aumento de la hormona de crecimiento en los músculos. Esto se debe a que la insulina, como el vehículo por el cual permite surtir de energía -y especialmente, de carbohidratos- al resto del cuerpo por medios de unos transportadores, favorece la utilización de la grasa como energía y como nutriente para el crecimiento de los músculos. Bajo esta lógica, en un estado de cetosis es beneficioso generar más masa muscular porque reduce la cantidad de grasa de tu cuerpo: en vez de transportar carbohidratos a las partes que necesitan energía como consecuencia del ejercicio, utiliza la grasa como reemplazo. Esto resulta todavía mas beneficioso cuando tomamos en cuenta que la grasa es aproximadamente tres veces más grande en volumen que el músculo. Es decir, 5 kilos de grasa son más grandes y ocupan más espacio en nuestro cuerpo -y por ende, nos hace ver más gordos- que cinco kilos de músculo.

La mejoría en el control y en el rendimiento de la insulina deriva también en una mejora de la salud metabólica y cardiovascular, así como un incremento en el rendimiento deportivo.

Otra de las bondades ya la hemos mencionado con anterioridad: es la flexibilidad con la que podemos manejar este método en relación a los horarios que asignamos para comer. Dependiendo de las responsabilidades de cada persona y de la edad, a veces resulta incluso inconveniente "saltarse" el desayuno porque requerimos entrenar antes de trabajar, o hacer alguna otra actividad que podamos priorizar y que se vería normalmente saboteada o interrumpida por el desayuno. La flexibilidad en el horario para comer es una grandísima ventaja cuando podemos comer lo que necesitemos cuando nuestra cotidianidad nos lo permita y no tratamos de forzarlo dentro de unos momentos que resultan incompatibles con nuestra dinámica personal. Esto es especialmente cierto cuando existen personas que, por ejemplo, no despiertan con hambre y se ven "obligadas" a desayunar sin tener realmente la necesidad de comer.

La distribución de las frecuencias y las cantidades de comida también resulta ser un factor característico y beneficioso para quienes decidan adoptar el ayuno intermitente. Por norma general, existe la idea común en la que deben existir al menos tres grandes comidas a lo largo del día: desayuno, almuerzo y cena correspondientes a la mañana, mediodía y noche. Algunos insertan la merienda como otra de las comidas. Otros más, especialmente los que desean acelerar el metabolismo, distribuyen a lo largo del día la misma cantidad de alimentos dividido entre cuatro o cinco comidas. Esto es, la misma cantidad de alimentos que se consumiría en la distribución tradicional de tres comidas al día son racionadas en cuatro o cinco platos diarios. Una de las posibilidades del ayuno intermitente es que permite hacer entre dos o tres grandes comidas lo suficientemente satisfactorias para que te permitan atravesar las horas de ayuno con mucha mayor facilidad sin romper con la ingesta necesaria. Algunos otros, todavía más radicales, prefieren comer un solo plato enorme con una grandísima cantidad de comida con todas las calorías y nutrientes que necesitan para ese día. Estos últimos se les hace algo difícil en un inicio adoptar el ayuno, pero les resulta sumamente útil para sacar el mayor provecho de su tiempo a lo largo de un día. Aunque claro está, demoran considerablemente más tiempo comiendo ese único plato.

Otro de los beneficios que aporta el ayuno intermitente, y esto refiere a la principal razón por la que algunos pueblos milenarios adoptasen el ayuno como una tradición, es el promover la desintoxicación del cuerpo. Existen personas que adoptan el ayuno intermitente solo para sentirse más saludables, no precisamente para adelgazar. Esto es porque varios expertos han afirmado que el ayudo intermitente contribuye a la *autofagia.* Este proceso llamado autofagia es un proceso natural de desintoxicación que consiste en el desechar las partículas celulares envejecidas o inservibles de nuestro cuerpo para luego proceder a la renovación de las células eliminadas, sustituyéndolas por otras células nuevas y regenerando el cuerpo.

Si bien la autofagia es un proceso natural que nuestro cuerpo lo hace constantemente sin ayuda o intervención deliberada de nuestra parte, lo cierto es que hoy en día existen alimentos altamente procesados o intervenidos de alguna manera que los han hecho particularmente tóxicos para nuestro cuerpo. Como estos alimentos vienen con productos químicos, excesos de hormonas, son refinados, entre otros tantos factores, como consecuencia de la necesidad de satisfacer la demanda de alimentos en todo el mundo desde el último siglo especialmente, nuestro cuerpo no ha evolucionado con la misma velocidad con la que lo ha hecho nuestra sociedad y, por lo tanto, aún no posee los mecanismos naturales lo suficientemente optimizados como para que lidie con todos estos agentes invasores al ritmo que realmente se necesita. Por esta razón, es importante que nosotros contribuyamos a él deliberadamente. Cualquier proceso y/o alimento que podamos utilizar para promover el proceso de autofagia siempre será bienvenido y agradecido en nuestro cuerpo y en nuestra salud, siempre manteniéndose dentro de unos márgenes no excesivos, apropiados.

Desventajas y riesgos del ayuno intermitente

Una de las primeras desventajas refiere específicamente a las mujeres que adoptan esta forma de comer. Esta desventaja tiene que ver más con el diseño natural del cuerpo de la mujer de manera predeterminada, pues es de creencia común de que el cuerpo de la mujer es más susceptible a los problemas hormonales.

Sin duda, el ayuno intermitente puede llegar a afectar de manera negativa el equilibrio hormonal porque, al estar diseñado el cuerpo de la mujer para procrear vida, frente a la ausencia parcial o total de los insumos necesarios -carbohidratos, energía- este reacciona con un mecanismo de defensa que previene o dificulta en su mayor parte la utilización de la grasa como fuente principal de energía, pues la lógica de su funcionamiento le dice al cuerpo que su capacidad procreadora, su fertilidad, debe ser resguardada -y esto también incluye, evidentemente, "salvar" al cuerpo. Este mecanismo de defensa -que funciona tanto en hombres como en mujeres, pero que en las mujeres tiene una incidencia particular- responde segregando una hormona conocida como la ghrelina, conocida mayormente como la hormona del hambre. Esta hormona también es la responsable por la prominente acumulación de la grasa abdominal, y al activarse como consecuencia de un ayuno prolongado, esta le dice al estómago y a todo tu cuerpo que debes comer con urgencia: esto es conducente de un apetito particularmente inusual y es la razón por la que a veces resulta difícil perder la grasa. No solo porque tu cuerpo se encuentra descontrolado a nivel hormonal y prácticamente te obliga a que tengas que comer por impulso, sino que el resto de tu cuerpo también este inducido a preservar las reservas de energía (grasa) almacenada.

Esto para nada significa que las mujeres no puedan realizar o adoptar el ayuno intermitente. Evidentemente existen casos excepcionales que no padecen de ninguna de estas desventajas, pero por no ser la normal general, las mujeres deben tener especial cuidado.

El abordaje o la estrategia frecuentemente utilizada en estos casos es en la adopción gradual del ayuno intermitente. Es decir, en vez de comenzar el primer día de la semana inmediatamente con un régimen de dieciséis horas de ayuno y ocho horas para comer, lo más apropiado es comenzar con un ayuno de doce horas: el tiempo mínimo. Una vez adoptado por un tiempo el régimen 12-12, dependiendo de las necesidades de las personas y de las limitaciones físicas también, se puede ir aumentando la cantidad de horas de ayuno paulatinamente a, por ejemplo, 13-11, por las semanas que sean necesarias hasta que el cuerpo se acostumbre.

En este punto ya estamos hablando de que aprovechamos el proceso homeostático-autorregulatorio de nuestro cuerpo para adoptar nuevas formas de actividad y nuevas formas de vida. Así como cuando nos ejercitamos, no podemos esperar a hacer las mismas repeticiones y ejercicios que alguien que ya tiene años en ello hace en la actualidad, pero sí que podemos alcanzar con entrenamiento, práctica, disciplina y dedicación. Lo mismo aplica para el caso del ayuno intermitente y es especialmente útil como estrategia para que el cuerpo de las mujeres logre adoptar con éxito este nuevo hábito alimenticio. Esta adopción gradual del ayuno intermitente se hace con dos grandes objetivos en mente. Primero, que el cuerpo se acostumbre progresivamente a una nueva dinámica y así disminuir la dificultad fisiológica y psicológica de adoptar un nuevo hábito; y segundo, evitar que se disparen las alarmas de nuestro cuerpo por el cambio brusco en la alimentación, pues al adaptarse a una *nueva normalidad* los parámetros o los indicadores bajo los cuales se activan los mecanismos de defensa de forma natural se ven modificados y adaptados.

Macronutrientes: carbohidratos y grasa

Para tener un mayor y mejor entendimiento sobre cómo funciona el ayuno intermitente, se hace necesario entonces entender sus agentes principales: los carbohidratos y las grasas. Contrario a las creencias populares, no todos los carbohidratos son buenos ni todas las grasas son malas. Empecemos con los carbohidratos.

Los carbohidratos, como ya hemos mencionado, son un macronutriente que contiene multitud de elementos que son necesarios para el cuerpo, por lo que esta primera descripción no debe ser señal de alerta para nuestros propósitos con el ayuno intermitente, sea el adelgazar o sentirnos más saludables con un nuevo hábito alimenticio. Los carbohidratos pueden ser fácilmente identificados en cualquier plato cuando son puestos como acompañantes de la comida principal.

Los carbohidratos pueden clasificarse de manera simple en buenos y malos; de manera más técnica, entre refinados y enteros. Los primeros, los carbohidratos refinados, son los que debemos evitar en la medida de las posibilidades, puesto que consisten en los azúcares, las harinas blancas y la mayoría de productos procesados que podemos encontrar en cualquier supermercado o abasto, como panes, galletas y refrescos. La principal desventaja de los carbohidratos refinados es que son extremadamente fáciles de asimilar por nuestro cuerpo, aumentando los niveles de azúcar. Esto es lo que causa que cuando consumimos mucha azúcar nos sentimos cansado rápidamente, y el cómo no es recomendable consumir bebidas con azúcares porque, si bien da un pequeño empujón de energía, lo cierto es que el efecto energético es demasiado breve y el cansancio que se siente después de los efectos del azúcar es incluso mayor que antes de consumirlo. Esto es consecuencia de que el azúcar al ser asimilada tan rápido por el cuerpo, se generan altos niveles de insulina para transportar dichos nutrientes a todas las partes del cuerpo, pero esto genera mayor cansancio y mayor apetito, por lo que, si te encuentras cercano al límite de tu déficit calórico o de carbohidratos, esto te hará el proceso todavía más difícil. Por otro lado, los carbohidratos enteros son los más ideales para el consumo cotidiano en nuestra dieta. Estos comprenden las frutas, almidones como avena, pasta y papas, y los carbohidratos fibrosos, que son aún más importantes, como los vegetales. Estos últimos representan una ventaja importante porque la fibrosidad de los tejidos del alimento vegetal incrementa los niveles de saciedad que causan en el cuerpo y, como consecuencia, genera menos urgencia por comer. Estos alimentos también comprenden parte esencial de las dietas cetogénicas, pues facilitan respetar el límite de 30-50 gramos de carbohidratos diarios por el valor neto que aportan y permiten controlar el apetito por sus niveles de saciedad.

Los carbohidratos que contienen altos niveles de fructuosa -el azúcar de las frutas- y los almidonados deben ser consumidos con moderación. Esto se debe a que los azúcares utilizados en los refrescos especialmente son extraídos de este componente. Además de existir estudios que señalan que consumir este elemento en grandes cantidades es lo que genera los problemas de obesidad y diabetes. En contexto, en lo que los carbohidratos refinados como las mencionadas páginas atrás se caracterizan, es que tienen altísimas concentraciones de esta azúcar contenidas en cantidades no igualmente proporcionales, sino más pequeñas. Para dar un ejemplo con valores ficticios, si una fruta entera promedio aporta 50g de azúcar, la mitad de esa misma fruta tendría alrededor de 300g de azúcar si fuera un refresco. Así, debido a la facilidad de asimilación de estos azúcares -lo que genera cansancio y despierta el apetito- y las pocas cantidades del alimento con altas concentraciones -más asimilación de mayores cantidades de azúcar, más apetito, más cansancio- el exceso de su consumo no solo sabotean los intentos de cualquier dieta saludable y del ayuno intermitente en específico, sino que, además, representa un grave riesgo para la salud.

Similar a los carbohidratos, existen grasas buenas y grasas malas; más técnicamente, grasas procesados/transaturadas y las grasas naturales. Las primeras son frecuentemente manufacturadas por el hombre, son artificiales en alguna medida y no tienen ningún tipo de aporte nutritivo para nuestro cuerpo; las segundas, como se hace evidentemente, provienen directamente de fuentes orgánicas y naturales.

Así como cualquiera cosa, los excesos son nocivos para nuestra salud, incluida las grasas. Sin embargo, existen personas que en ocasiones le tienen más fobia a la grasa que a los carbohidratos, especialmente cuando la grasa está presente en los aceites naturales con los que solemos preparar nuestra comida. Si bien los excesos de grasa son nocivos para la salud -por ejemplo, las frituras son una buena forma de representar este exceso- existen personas que son extremadamente minuciosas con el uso de estos aceites, y otras que prefieren no utilizarlos en lo absoluto para erradicar el consumo de grasas naturales. Este comportamiento tiene algo de validez, en tanto los alimentos goteando de aceite son más dañinos que otra cosa, pero es necesario considerar también que los aceites para cocinar son utilizados más que todo para favorecer la cocción del alimento como su digestión. Esto justifica el por qué muchas personas optan, por ejemplo, en comprar el aceite más natural y puro que puedan encontrar -frecuentemente el aceite de oliva- y agregarlo, por ejemplo, a las ensaladas y algunas carnes. En estos casos, consideramos importante conocer la utilidad de ciertos recursos -los alimentos, de alguna forma, también son recursos- y utilizarlos con la prudencia necesaria para sacar siempre el mayor provecho mientras disminuimos las amenazas que representan para nuestro cuerpo. En el caso de las grasas naturales, de los aceites, si un producto ya tiene su propia grasa suficiente aconsejamos entonces utilizarla para su cocción sin agregar aceites adicionales; por otro lado, si existen alimentos con los que tiene problemas o dificultades para digerir, agregarle un poco de aceite natural favorecerá su asimilación.

¿Qué otras formas existen para lidiar con el muro de carbohidratos?

Como ya sabemos a estas alturas de la lectura, la principal diferencia entre carbohidratos y grasa es que la primera es la fuente principal de energía del cuerpo; la segunda, es el respaldo de esta energía principal.

Las opciones disponibles no son ningún secreto hoy en día en la era de la información. Las formas más prácticas y tradicionales para derrumbar el muro de carbohidratos son, primeramente, entrar en un déficit calórico. El déficit calórico consiste en reducir la ingesta calórica diaria por debajo de tu consumo habitual de calorías, preferiblemente en relación a las calorías que tu cuerpo, según tu peso, estatura, edad y sexo, necesite. Esto es: si una persona de 25 años que mida 1,63 m, cuyo peso apropiado debería de ser 55 kg y su peso actual ronda los 80kg, esto significa que existe un exceso en la ingesta calórica: esta persona consume apropiadamente 3000 calorías diarias. Si su cuerpo, con esas características, requiere de 2500 calorías para que funcione adecuadamente sin entrar en sobrepeso, significa que tiene un exceso calórico de 500g. Para poder entrar en un déficit calórico, la persona debería comenzar a reducir su ingesta calórica desde 3000 calorías a, idealmente, 2300 aproximadamente. Al estar esta ingesta restringida por debajo de lo normal para su cuerpo, éste comenzará a utilizar aquellas calorías adicionales que ha estado acumulando con el paso del tiempo en forma de grasa. Esto es: comienza a quemar grasas. Sin embargo, esto también depende no solo de la demanda calórica natural de su cuerpo, sino también de la demanda calórica que exigen las actividades cotidianas o particulares de las personas en su día a día. Por ejemplo, un maratonista con un cuerpo con las mismas características que mencionamos anteriormente sin sobrepeso, necesitaría -por arrojar valores ficticios- alrededor de 5000 calorías para poder rendir apropiadamente, sin que esto signifique que aumente de peso o de que engorde, debido a que las 5000 calorías están siendo consumidas en su totalidad para hacer funcionar al cuerpo y para poder correr la maratón. Esto significa que la persona utiliza tanta energía, tantos recursos calóricos, que agota tanto los carbohidratos como las grasas que consume: utiliza todo lo que ingiere.

Esa lógica aplica también para el ayuno intermitente, pero no necesariamente tiene que ser así. La restricción calórica en las horas de ayuno puede promover a la quema de las grasas, sí, pero las personas también pueden consumir las mismas calorías de siempre en un plazo de tiempo menor. Esto significa que, si una persona requiere de 2500 calorías diarias, con el ayuno intermitente, pueden decidir consumirlas a lo largo de 12 horas corridas en un régimen 12-12, o consumir esas mismas calorías en un lapso de 8 horas bajo un régimen 16-8. Esta es la razón principal por la que se insiste con frecuencia que el ayuno *no* es una dieta, sino un hábito, una forma de comer. Una persona puede adoptar el ayuno intermitente aun cuando su dieta solo consista en grasas y azúcares procesados, refinados y saturados; esto lo hace ya sea por accidente o porque tiene la creencia de que, para compensar la mala alimentación, se encuentra constantemente desintoxicando su cuerpo. Lo que en realidad sucede al mediano y largo plazo -incluso, en cortos plazos- es la ya mencionada descompensación gradual y progresiva del cuerpo, sin mencionar el problema de perspectiva que representa padecer el *síndrome de la rana hervida.* Una dieta basada en los componentes mencionados no es sostenible y pueden derivar fácilmente en déficits alimenticios. Basta con recordar la manera en la que los azúcares y la insulina interactúan para comenzar a entender que luego de quemar carbohidratos y grasas, se comienzan a "quemar" los músculos.

Esta es otra oportunidad para hacer el énfasis siempre necesario consultar ayuda profesional para tomar la mejor decisión y trazar el mejor plan posible para tu cuerpo, para ti y para tu estilo de vida. Es importante evaluar nuestra situación actual para diseñar una estrategia que nos permita llegar la meta. ¡No queremos terminar padeciendo de diabetes!

Consejos generales

Con las consideraciones puntuadas en el anterior capítulo, queda suficientemente claro que la dieta y el ayuno pueden llegar a ser totalmente independientes entre sí, que uno no implica necesariamente el otro. Sin embargo, la comunión entre dieta y ayuno es una combinación poderosa para mejorar los efectos del ayuno intermitente y mejorar el estado de cetosis, si tu meta con el ayuno y la dieta resulta ser la pérdida de peso o la quema del exceso de grasa de tu cuerpo. La combinación más mencionada refiere a la restricción o disminución de la ingesta de carbohidratos, aunque no resulta ser un factor determinante en el éxito del ayuno intermitente. Es importante recordar que el principal propósito por el que se pensó en el ayuno intermitente es sobre los beneficios saludables para el cuerpo, así como también es bueno recordar que el sostenimiento de restricciones excesivas a lo largo de períodos de tiempo excesivos también resulta en un espectro nocivo del ayuno intermitente.

En este orden de ideas, la primera recomendación que sugerimos es el control efectivo de las porciones de comida. En referente a las dietas y al ayuno intermitente, con control nos referimos no solo al comportamiento deliberado de planificar y administrar los alimentos que consumimos en pro de un objetivo en particular, sino también el conocer qué es lo que está sucediendo mientras ponemos en marcha nuestro plan, sin importar si son cosas positivas o negativas de nuestro desempeño en este nuevo estilo de alimentación; si conocemos las cosas que estamos haciendo bien, esto nos representa una oportunidad para poder modificar nuestro plan para mejorar nuestro consumo o, por el otro lado, para darnos la satisfacción y la confianza para poder persistir en esta nueva actividad en caso de que nos resulte dificultosa a nivel motivacional. En otras palabras, el control de nuestra actividad es el primer paso y el fundamental para *evaluar* nuestro desempeño.

La pregunta sería, ahora, ¿cómo lo hacemos? Las balanzas digitales son una herramienta frecuentemente utilizada para mantener un control minucioso sobre las cantidades de calorías que estamos consumiendo. Si conseguimos información sobre la cantidad de calorías que contienen los distintos alimentos que consumimos en base a la cantidad de gramos de esos mismos alimentos, tendremos la capacidad de determinar con suficiente precisión la cantidad de gramos necesarios que debemos consumir diariamente para mantenernos dentro del déficit calórico. Si poseemos un cuerpo que pesa 75 kilos, esto significa que, en promedio, necesitamos consumir 60 gramos de proteínas y 1800 calorías diarias para mantenernos saludables y en déficit calórico. Si en nuestro plato del día decidimos comer lentejas, estas poseen 9 gramos de proteínas y 115 calorías por cada 100 gramos de lenteja que vayamos a comer. Esto significa que deberíamos consumir alrededor de 700 gramos de lentejas diariamente para satisfacer la demanda de proteínas de nuestro cuerpo, lo que también equivaldría a 800 calorías aproximadamente de un total de 1800 diarias -entiendo este último valor como el necesario para entrar en un déficit calórico. Claro está, es importante recordar que la variedad es una parte fundamental de cualquier dieta saludable, y que lo expuesto acá con las lentejas son solo un ejemplo. Utilizando la misma lógica y la misma herramienta, podemos controlar, organizar y administrar todo tipo de alimentos en base a las nutrientes que poseen por cada cierta cantidad de gramos/peso. Si conocemos el valor nutricional por cantidad de gramos de los alimentos, basta con calcular y distribuir a lo largo de un día la cantidad de gramos, nutrientes y proteínas que necesitamos para mantenernos saludables.

Sin embargo, sin esta herramienta A veces resulta difícil e incluso desesperante no saber si lo que estamos consumiendo corresponde a lo necesario para alcanzar nuestra meta o si nos estamos equivocando siquiera, independientemente de las razones por las que no se pueda obtener una balanza digital o una herramienta similar para pesar la comida. Así, otra forma de poder tener un control aproximado de la calidad y la cantidad de alimentos que consumimos es administrar los alimentos por porciones. Para esto no es necesario ningún tipo de herramienta o instrumento específico, ya que solo necesitaremos nuestro plato que utilizamos para comer. Con este plato, vamos a trazar una línea imaginaria que nos permita dividirlo en varias partes. Comenzaremos dividiendo el plato por la mitad y en una de esas mitades colocaremos nuestros vegetales; procederemos dividiendo la otra mitad que se encuentra vacía en otras dos mitades, correspondientes a dos cuartos del plato; en cada una de estas mitades más pequeñas, de estos cuartos, ubicaremos una porción de proteínas y/o grasas y una porción

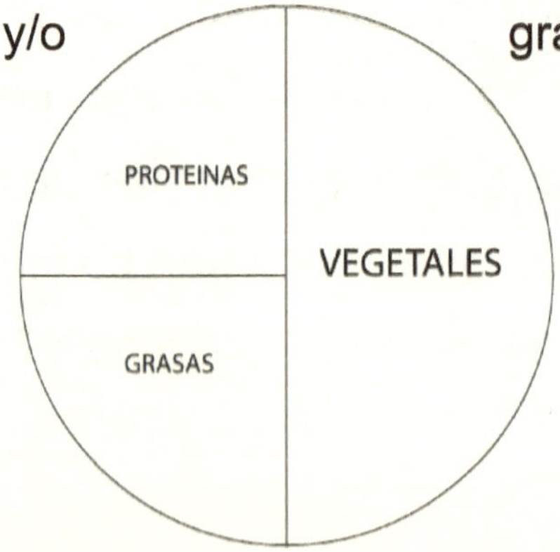

de carbohidratos respectivamente.

Entre los métodos particulares similares al del plato, pero no tan usuales tenemos el del uso de la mano. Básicamente, consiste en administrar las porciones de tu plato según unas posiciones específicas de tu mano: las proteínas deben ser equivalentes al tamaño de la palma de tu mano, los vegetales equivalen a dos palmas de manos abiertas y juntas, azúcares y aceites se miden en referencia a la punta de un pulgar, el tamaño de la fruta corresponde al tu puño cerrado.

Estos métodos particulares carecen de la alta precisión que nos provee la balanza digital, y aunque puedan parecer métodos que aprenderíamos de nuestros abuelos, siempre tienen algo de verdad y efectividad que es lo que los ha permitido mantenerse a lo largo del tiempo como técnicas o métodos efectivos. Por esta razón, los métodos más rústicos pueden proveer efectividad, aunque si estamos un poco dudosos de ello, siempre podremos acudir a las ventajas de la balanza.

Ahora, ya tenemos las recomendaciones generales en tanto a las posibilidades, instrumentos y técnicas que te pueden servir para tener un mejor control, organización y administración de tu dieta mientras adoptas el ayuno intermitente. También resulta útil saber cuáles son los límites que rompen o perjudican la efectividad de nuestro período de ayuno, que hasta los momentos no las hemos trazado definidamente.

A pesar de toda la información que hemos presentado en este texto, y de la gran cantidad de información que se puede encontrar en estos días por internet, de manera progresiva, aún existen personas que creen que pueden comer en los períodos de ayuno. Solo para aclarar, aunque hemos definido el ayuno como un hábito alimenticio, es necesario pasar al menos entre 12 y 16 horas sin comer ningún tipo de alimento, en lo absoluto, para su efectividad. Es necesario recordar que el ayuno es, literalmente, dejar de comer por un período determinado de tiempo.

El mejor aliado del ayuno intermitente: el agua

El agua es la primera fuente de vida conocida en nuestro universo. Es desde donde se originaron los primeros seres unicelulares y en donde se manifestaron los primeros progresos de organismos muchos más complejos. No en vano resulta que en otros planetas de nuestro universo, donde no exista esta agua líquida, no exista vida en lo absoluto. La importancia del agua es tal que el organismo puede durar varias semanas sin consumir ningún tipo de alimento, lo que es totalmente distinto con el consumo del agua: en cuestión de días el organismo privado del vital líquido comenzará a descompensarse más rápido que si se encuentra privado de alimentos.

Los múltiples beneficios del agua van desde el apoyo a la desintoxicación del cuerpo por medio de la orina y la sudoración - actuando como un agente purificador totalmente natural- y contribuye disminuir el impacto en nuestro cuerpo cuando se encuentra cansado y comienza a sufrir fatiga. Favorece además la prevención del estreñimiento, mejorando los procesos digestivos de nuestro cuerpo y, por último, pero no menos importante, contribuye a la eliminación de subproductos de la grasa que se encuentren en nuestro cuerpo, especialmente cuando hablamos de componentes artificiales.

Algunos expertos sugieren que las cantidades de agua apropiadas varían dependiendo del peso corporal en agua de cada persona. Quizás algunas personas se pregunten qué es el peso corporal en agua y/o cómo lo pueden llegar a conocer. Esto es verdaderamente sencillo de conocer: cada litro de agua equivale a un kilo de nuestro peso. Si sostenemos un envase que puede llegar a contener dos litros de agua, el envase inmediatamente pesará aproximadamente dos kilos adicionales a lo que pueda llegar a pesar el envase de manera determinada. Lo siguiente que debemos saber es la cantidad de agua que nuestro cuerpo posee de manera natural; según expertos, la cantidad de agua varía dependiendo del sexo y de la estatura, pero las proporciones son naturalmente las mismas. Esto significa que alrededor del 60% del peso corporal en los hombres y el 50% del peso corporal de las mujeres está constituido por agua. Es decir, si una mujer pesa alrededor de 80 kg, es acertado presumir que al menos 40kg de la totalidad de su peso corresponde a su peso en agua: estamos hablando de que existen, al menos, 40 litros de agua en el cuerpo de una mujer que pesa aproximadamente 80kg. Otras informaciones también sugieren que la cantidad de agua que se debe consumir diariamente varía mucho del entorno en donde se encuentre nuestro organismo y de las actividades a la que lo sometemos. Entre los factores que influencia la cantidad de agua que nuestro cuerpo necesita reponer se encuentra tanto la actividad física, la edad, el sexo, la temperatura del cuerpo y las temperaturas del entorno. Así, la creencia popular de que se deben consumir al menos entre seis a ocho vasos de agua diarios es más una especie de mito que una realidad según algunos otros expertos. En estos casos, lo que más recomiendan es algo bastante simple: beber agua cuando tengamos sed, considerar la sed como si fuera el hambre o el cansancio, pues es cuando entramos en estos estados que el cuerpo nos avisa directamente que necesitamos beber agua, comer o dormir, respectivamente. Sin embargo, tampoco es que beber seis u ocho vasos de agua al día no tenga ningún beneficio, pues afirman que si lo que se quiere es eliminar calorías adicionales, el constantemente estar yendo al baño puede ayudar a este propósito. Por último, también recomiendan no irse al otro extremo de la balanza. Esto es, tomar agua en exceso; existen casos de atletas que, sin ninguna evidencia científica ni asistencia realmente profesional, se han visto hospitalizados por beber cantidades excesivas de agua y algunos, incluso, han perdido la vida. Esto se debe a que el exceso de agua diluye el sodio que se encuentra en nuestra sangre lo que trae como consecuencia una inflamación de nuestro cerebro y pulmones como respuesta al organismo tratando de ejecutar el proceso homeostático -de autorregulación- y nivelando los niveles de sodio de sangre en la medida de sus posibilidades, lo que puede llegar a causar un paro cardíaco. Esta es la razón por la que cuando una persona ingresa a un hospital por deshidratación o alguna descompensación general del cuerpo, los doctores suministran electrolitos a nuestro cuerpo y no agua directamente, pues los electrolitos son los que realmente ayudan a regular el comportamiento de nuestro organismo. Una deficiencia en los electrolitos puede traducirse, frecuentemente, en calambres en el cuerpo cuando realizamos alguna actividad física; en casos más importantes, que no son nada habituales, es cuando el cuerpo sufre de calambre y no se está realizando ningún tipo de actividad física. En estos casos, aconsejamos acudir a un médico en la brevedad posible para determinar las causas.

Continuando con los electrolitos, estos deben ser considerados de manera similar a como tratamos a los otros nutrientes de nuestro cuerpo, como las proteínas, carbohidratos y calorías, pues existe un consenso general en el que se les considera a los electrolitos como el aceite que lubrica todo el cuerpo para su funcionamiento. Para esto, hay que entender que existen varios electrolitos, y que los electrolitos en sí son un compuesto de componentes: sodio, magnesio,

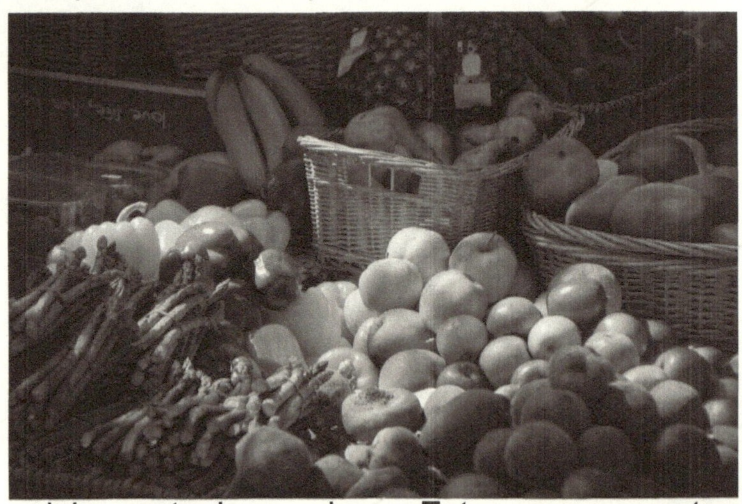

calcio, potasio y cloro. Estos componentes pueden ser encontrados en multitud de alimentos no procesados, de fuente orgánica-natural, como frutas y vegetales, como los aguacates, plátanos, frutas secas, espinacas, entre otros.

La variedad siempre es un factor indispensable en cualquier dieta que se considere saludable.

Antes y después: contraste de nuestros hábitos alimenticios

Comenzaremos este capítulo con una gran pregunta: ¿cómo comes normalmente? Algunos quizá ni se habrán detenido a pensar por un momento cuáles son sus hábitos alimenticios actuales y cuál es la dieta que han estado siguiendo hasta ahora, y por cuanto tiempo. La verdad es que pocas personas realmente se plantean esta situación y simplemente se enfocan en dar el salto cualitativo de su vida alimentaria. Cada quien tendrá sus razones particulares por las que esto ocurre, entre las ya conocidas como el ajetreo cotidiano o las dinámicas de vida a nivel personal. A pesar de estas particularidades, es importante realizarnos esta pregunta para poder entender desde dónde vamos a partir y hacia dónde vamos a llegar: esto nos permitirá formular todas aquellas estrategias necesarias y emplear los trucos o trampas psicológicas para hacernos la vida mas fácil en la adopción del ayuno intermitente como una especie de estilo de vida.

Esta pregunta requiere precisión en distintos aspectos. Desde el contenido de nuestras comidas en una base diaria, como la frecuencia en la que comemos, las cantidades, formas, horarios, presentaciones de dicha comida, y su origen, por supuesto. Cada uno de estos elementos que componen la pregunta "¿cómo estoy comiendo?" nos permitirán visualizar con más claridad cuál es nuestra rutina de alimentación.

La rutina de alimentación más común y tradicional, que la vemos también en todos los medios de información y comunicación, consiste en:

- Levantarnos temprano en la mañana alrededor o anterior a las ocho o nueve de la mañana, en donde tendremos nuestro primer desayuno constituido por carbohidratos, frutas o alguna proteína, siendo el huevo su presentación más usual, acompañadas como las grasas naturales como el tocino o la mantequilla, dependiendo de la cultura, del país.

- A lo largo de esa misma mañana, es frecuente que las personas se preparen una bebida para "acompañar" su rutina, siendo esta bebida en la mayoría de casos el café, té o algún tipo de jugo/zumo de frutas.

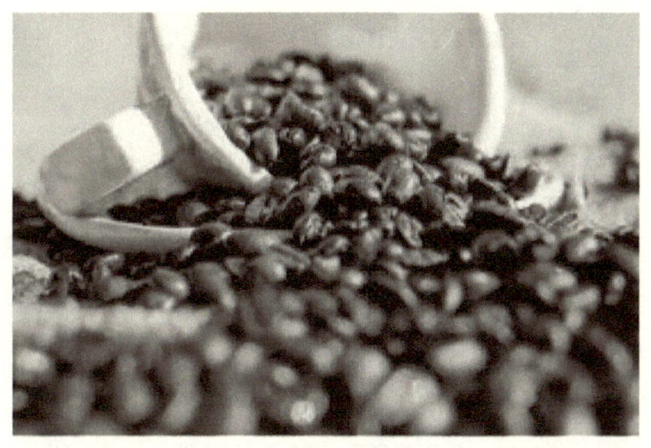

El café es una de las bebidas antioxidantes por excelencia. Beberlo en las mañanas en los períodos de ayuno favorece y estimular el sistema digestivo.

- Luego, entre el mediodía y comenzando la tarde, las personas proceden a comer el almuerzo, comida que suele ser considerablemente mayor en volumen, mucho más sustanciosa, y que suele contener alimentos de carbohidratos procesados y altos niveles de proteína animal, quizá acompañado con algunos vegetales.

- En el transcurso de la tarde muchas personas generan ansias por comer algo dulce. Algunos van directamente a consumir golosinas y demás productos procesados, mientras que otros, más cuidadosos, optan por frutas o, en su defecto, frutos secos.

- Ya entrada la noche, las personas suelen consumir algo similar al almuerzo, en términos de carbohidratos con proteínas, o directamente repiten lo que desayunaron.

- A veces también pueden despertarse antojos ya siendo tarde en la noche, similar a la merienda.

La primera observación evidente de este proceso que hemos descrito es que las personas que han adoptado este hábito ya sea por tradición, accidente o deliberadamente, es que se encuentran comiendo en cada momento del día. Con esto no queremos decir que comer sea algo precisamente malo; al contrario, nuestra postura siempre ha sido defender hábitos alimenticios saludables. Lo que queremos decir es que el cuerpo está constantemente en estado de alerta digiriendo y asimilando los alimentos que, aproximadamente cada 2-3 horas, le estamos enviando. Este patrón de alimentación, este hábito, de manera progresiva el cuerpo comienza a acostumbrarse a una forma de comer muy particular: si se acostumbra a ingerir lo justo y necesario, en un principio le resultará difícil y luego se le hará más fácil soportar esta carga; si se acostumbra a comer cantidades estrafalarias de comida, poco a poco se adaptará a absorberlas.

Esta adaptación por la que el cuerpo pasa se basa en unas condiciones artificiales que le hemos creado. El hecho de que le demos comida al cuerpo cuando este realmente no nos está diciendo que tiene hambre -porque realmente no la tiene- hace que poco a poco le engañemos, haciéndole creer que cada dos o tres horas debe estar preparado para comer algo. Acostumbrarse a esta dinámica hace que el cuerpo se programe a sí mismo como una especie de reloj biológico en el que, aunque en realidad no tengas hambre, segrega las hormonas que despiertan el hábito/apetito cada dos o tres horas, y es lo que te suele generar la urgencia por comer. Es aquí donde se encuentra la principal razón por la que frecuentemente resultan complicadas las dietas en un inicio, pues se trata de forzar al cuerpo a la adquisición de nuevos hábitos, se trata de romper sus expectativas con respecto a qué horas y qué comerá, lo que añade niveles de dificultad. Este hábito engañoso a nuestro cuerpo resulta fácilmente en un círculo vicioso y salir de él resulta en un proceso naturalmente lento comparado a nuestras expectativas de lo que realmente nos gustaría, por eso es importante la constancia y la disciplina.

La descripción anterior es solo una referencia al punto de que debemos identificar nuestra rutina de alimentación para ponernos en marcha y aplicar las mejoras pertinentes. Una vez entendida nuestra propia rutina, fácilmente podremos comenzar a señalar las diferencias de estas y lo que comprende el ayuno intermitente.

Como ya sabemos, la principal característica del ayuno intermitente son los largos períodos de tiempo en el que nos privamos de ingerir alimentos, por lo que, de manera natural, cuando los principiantes inician esta actividad, la primera pregunta que se harán será: ¿cómo soporto tanto tiempo sin comer? Ya sabemos que la mitad del desafío ya lo superamos cuando estamos durmiendo las 8 horas correspondientes de un total de 16; si eres una persona con hábitos de sueño no tan saludables, este puede llegar a ser un buen truco para superar la dificultad del ayuno y, de paso, ¡reconcilias tus diferencias con el sueño! Ahora solo queda la otra mitad, 8 horas restantes. ¿Qué hacemos?

No todas las personas despiertan en las mañanas con apetito sino después de un par de horas de haber despertado. Si eres de las personas que no les gusta desayunar o son indiferentes frente al desayuno, ¡estás de suerte! Si, por el contrario, perteneces a ese grupo que está habituado a desayunar y se les resulta difícil saltarse esa comida, ¡no entremos en pánico! En estos casos, el agua siempre será tu amiga fiel, pues beberla en unas buenas cantidades favorece la sensación de saciedad ene el estómago y permitirá controlar la sensación de hambre, pero sólo de manera temporal. ¿Cuánto tiempo? Dependerá de que tanta agua consumas y de qué tanto apetito poseas en ese momento, pero en general, el vital líquido permite *estirar* nuestra resistencia en las horas de ayuno y es un gran aliado en los primeros momentos. Claro está, que tampoco consumiremos 10 litros de agua como "desayuno" para aguantar el hambre: ¡recordemos los riesgos de consumir excesos de agua! Otro truco que podemos aprovechar es el de beber café o té natural sin ningún tipo de azúcares: si tiene azúcar o se les agrega, pierdes automáticamente, pues el azúcar activará automáticamente nuestro proceso cotidiano de uso de energía.

En nuestro ayuno intermitente, por lo general comenzaremos a comer a eso de las una o dos de la tarde, aproximadamente -claro está, dependerá de tus necesidades de horarios. Lo más recomendable para la primera comida del día es que sea lo más liviana posible mientras aporte todos los nutrientes que necesitemos, pues es importante recordar que nuestro estómago viene de un período bastante largo ayunando y se encuentra sensible frente a cualquier cosa que le arrojemos. El comer un alimento pesado como primera comida del día es lo que generalmente causa inflamaciones, somnolencias y un letargo generalizado en todo el cuerpo, debido a que todas las energías de nuestro cuerpo se encuentran enfocadas en la digestión (¡Esta es otra razón por la que no es recomendable ducharse después de bañar! El cuerpo debe asignar energía para mantener la temperatura del cuerpo mientras nos duchamos, y recién acabamos de comer, el cuerpo deberá repartir esa misma energía para calentar nuestro cuerpo y hacer la digestión de manera simultánea, por lo que ni uno ni otro proceso lo llevará a cabo de la manera más efectiva posible y puede llegar a causar indigestión incluso).

Otra recomendación importante es enfocarnos en la comida mientras estemos comiendo. Aparte de que las distracciones no favorecen a la digestión y a masticar los alimentos apropiadamente, podemos caer en el error de consumir más de lo que deberíamos. Peor aún, el comer distraídos contribuye a disminuir los niveles de saciedad después de comer, por lo que favorece a la aparición apetito antes de lo esperado. En otras palabras, si comes distraído, estarás menos saciado; si te concentras al comer, estarás más saciado. También recomendamos únicamente comer hasta estar saciado y nada más; tomando en cuenta de que te hayas servido más comida de la que se supone que deberías comer, o quedan sobras aún después de haberla administrado correctamente.

Una vez va transcurriendo la tarde, generalmente a las cinco de la tarde, es válido comerse alguna fruta o algún bocadillo.

Por último, tenemos la cena. Si te imaginas que por ser la cena es necesario comer algo también liviano, podemos decir que estamos un poco equivocados. Es importante y necesario para nuestro ayuno de que la cena sea una comida bastante sustanciosa, debido a que la cena es la última comida del día hasta la mitad del día siguiente. ¿Suena bastante escandaloso, ¿verdad? Si asumimos que tu cena sería alrededor de las siete y ocho de la noche, significa que no podrías comer sino hasta la una de la tarde del día siguiente. Teniendo tanto tiempo sin comer, ya comienza a cobrar más sentido la decisión de comer cantidades sustanciosas de comida en la cena. Porque, a pesar de que las horas de sueño cuenten como ayuno y es un gran puente para aguantar las horas que no debemos comer, tenemos que hacer que las horas restantes que nos quedan sean lo más manejables posible. De nuevo, hay que tener prudencia y no excederse ni con la cantidad de comida ni con la cantidad de calorías que debemos consumir, en caso de que hayamos adoptado una dieta cetogénica.

Cómo podemos evidenciar hasta ahora, la principal dificultad para adoptar el ayuno intermitente se trata de una cuestión mental, donde se originan los ciclos de ansiedad y en donde se manifiesta -o no- la disciplina que tengamos para conseguir nuestros objetivos. Lo que recomendamos, en términos simples, es perseverar lo suficiente para que la mente se acostumbre a los cambios que, de manera natural, nos oponemos, ya sea consciente o inconscientemente.

Por ejemplo, es normal que, en un inicio, comencemos a contar cada minuto que pasa en las horas que se pueden comer o no se puedan comer, lo cual genera cierta carga de estrés mental y corporal. Una vez acostumbrados, este proceso mental en ocasiones deja de ser consciente y pasar ser un comportamiento automático integrado en tu propia cotidianidad, por lo que no necesitarías pensar sobre ello todo el día todos los días. Los expertos en distintas disciplinas que tienen que ver con la adopción de nuevos hábitos -en materias que incluyen no solo ayunos y dietas, sino también en el área de psicología- afirman casi al unísono que desprendernos de los viejos hábitos suele ser la parte más dolorosa de todo el proceso, ocasionalmente por el proceso de *desintoxicación de dopamina*, del que hablaremos más adelante. Por lo tanto, las primeras semanas suelen ser las más difíciles y progresivamente la dificultad se verá reducida mientras mantengamos la disciplina y la constancia en hacer lo que se supone que tenemos que hacer.

La dimensión mental

Muchas veces es difícil -por no decir raro y casi algo exótico- encontrar las implicaciones que tiene todo lo relativo a la mente con los ayunos y cualquier proceso dietético.

Generalmente cuando buscamos información con respecto al ayuno y las dietas, siempre se nos habla desde la especialidad particular que habla sobre la salud, el cuerpo, el organismo en general como un sistema biológico. Muchas son las veces en las que no se considera la mente como parte del cuerpo y, por lo tanto, poco tiene que ver lo que sucede con la mente y el impacto que esto tiene en el cuerpo, o como el cuerpo tiene un impacto con lo que sucede en la mente. Informaciones sobre este último aspecto sí suelen ser fácilmente identificadas y giran alrededor de ONGs u organizaciones que procuran trabajar para superar las desigualdades y las pobrezas en el mundo, pero poco se consideran los mismos aspectos en informaciones que personas de países más desarrollados tienen acceso incluso con mayor facilidad. Esto es un fenómeno particular porque aún cuando los datos señalan que los países desarrollados son los que tienen mayores índices de pacientes que sufren de enfermedades o condiciones mentales -con mayores índices de suicidios en comparación con los países más pobres del mundo-, son los que menos interrelacionan los conocimientos de todas las disciplinas científicas -incluidas las de salud- para mejorar el bienestar de las personas. Bajo esta lógica, tiene sentido que se existan toneladas infinitas de información con respecto al ayuno y las dietas y poco o nada se evidencia una relación intrínseca que tiene con la salud mental, exceptuando en algunas ocasiones, cuando únicamente se hablan de padecimientos y condiciones clínicas conocidas como la anorexia y la bulimia. Sin embargo, para llegar al punto de padecer algunos de estos trastornos debe existir un proceso que se tiene que ejecutar durante un tiempo determinado. Es decir, algunos de estos trastornos no aparecen de manera espontánea, no aparecen de la nada; son el producto de un proceso degenerativo en la salud mental de algunas de las personas que pueden durar años. Como proceso, significa que es una condición que requiere desarrollarse para que aparezcan los primeros síntomas o características propias de estas condiciones. Sin embargo, no es necesario esperar a que aparezcan las enfermedades para trabajar sobre ellas; lo mejor que podemos hacer es prevenirlas con conocimiento. Por esta razón, es que consideramos necesario hablar también de la salud mental, que forma parte de nuestro cuerpo, sin la cual nuestro cuerpo no podría operar y viceversa; siempre teniendo en mente la visión sistémica de lo que somos los seres humanos, cuerpo y mente forman parte de lo mismo y se complementan, generan *sinergia*.

El obstáculo inadvertido: la dopamina

A estas alturas del texto ya sabemos que algunas personas no necesariamente despiertan con hambre inmediatamente después de abrir los ojos. Es común que el hambre comience a aparecer una vez pasen alrededor de una o dos horas, dependiendo de la persona. En este punto, si despiertas sin apetito lo mejor es prolongar ese estado de saciedad lo mayor posible alejándote de todo lo que tenga que ver con comida. Concentrarse en actividades particulares puede ayudar a colocar tu foco de atención en la actividad y hacer tus mañanas un tanto más productivas. Claro está, esto resulta ser el escenario ideal y no necesariamente todo el mundo tiene -o puede- alcanzarlo. Además, resulta increíblemente valioso el consejo de alejarnos de todo lo que tenga que ver con comida: si eres de esas personas que en sus redes sociales sigue muchos restaurantes y pide servicios de *delivery* constantemente, estos son tus principales enemigos. Más allá de las causas obvias, la facilidad de poder acceder a tu comida favorita con tan solo un par de clics resulta en una especie de estupefaciente para tu cerebro: el cerebro es flojo por naturaleza y buscará siempre lo más conveniente. El hecho de que el ayuno represente un período de cierto nivel de dificultad para nuestro cuerpo, es porque el cerebro así se lo dicta, por lo que naturalmente segregará las hormonas del apetito para que lo saques de ese estado de "padecimiento". Si a esto le sumas el hecho de que tienes la facilidad de acceder a tu comida favorita con un par de clics y sin siquiera cocinarla, el cerebro naturalmente traicionará a tu consciencia -y a tu cuerpo- haciéndole creer que tiene la urgencia por comprar comida a través de servicios de delivery, ¡pues es sabroso y no requiere demasiado esfuerzo, además de que tienes hambre!

Luchar contra el cerebro a veces es una lucha en vano e innecesaria: en vano porque frecuentemente vamos a perder esta pelea, e innecesario porque hay mejores formas -más inteligentes, a veces requieren menos esfuerzo incluso- para controlar a voluntad nuestro comportamiento. Por esta razón, es necesario crear unas condiciones en nuestro entorno que nos facilite el cumplimiento de nuestro de objetivo o, por el contrario, que dificulte nuestro desvío del objetivo, nuestro propio sabotaje. En este sentido, de nuevo, se hace imperativo eliminar todo tipo de acceso a cualquier tipo de información que tenga que ver con comida: platos, restaurants, recetas, promociones, y demás. Distanciarnos de todo el contenido no solo representará una ventaja para el cumplimiento de tu ayuno intermitente, sino que, además, permitirá que tu cerebro regule progresivamente sus niveles de *dopamina* generados tanto por la visualización de este contenido como por el consumo que dichos contenidos promocionan. Por obvias razones, si tenemos un refrigerador al alcance de nuestras manos en la mayoría del tiempo, ¡colócalo en un sitio que te haga más difícil acceder a él!

Ahora, ¿qué es la dopamina? La definición técnica y fácilmente identificable es que es un neurotransmisor: esto significa que es una especie de químico/hormona que se genera en nuestro cerebro. Es una de las principales hormonas responsables de regular nuestras emociones y la que nos lleva a la persecución del placer -y de alguna manera, de la felicidad- independientemente del tipo de placer que este sea: sexual, deportivo, personal, profesional, académico, etc. La variedad de estos estímulos depende de la relación bidireccional que tenemos con la realidad. Primeramente, depende de lo que significan las cosas para nosotros en un determinado momento de nuestras vidas -comer hamburguesas como una especie de ritual post jornada de trabajo, por ejemplo-; segundo, la influencia que tienen las cosas sobre nuestra percepción, nuestras sensaciones y nuestros cerebros -comidas o bebidas adictivas, los niveles de placer que generan en nuestro cuerpo tanto por productos consumibles como actividades varias.

El papel que juega la dopamina en esta situación es que incita -tanto al cerebro como a ti- la necesidad de repetir esa experiencia que le genero un estado de felicidad/placer. La segregación de esta hormona hace que nos motivemos a conseguir los medios necesarios para repetir dicha actividad; por esta razón es que las adicciones son difíciles de superar, porque es un problema que se encuentra, en parte, localizado en nuestro en cerebro y como nuestro cerebro reacciona frente al estímulo, y lo que dicho estímulo significa para nosotros. El espectro de adicciones va desde la adicción a las drogas como a la adicción a la televisión, a la pornografía y, por supuesto, a algún tipo de comida, especialmente los dulces.

Debido a que esta variedad de elementos representa para nuestro cerebro el estado ideal de placer y felicidad, cuando comenzamos a restringir lo que alimenta a nuestra dopamina, el cerebro segrega una cantidad disparada de esta hormona que nos hace ansiar las cosas que nos genera placer. Esto es lo que es hoy en día conocido como aquella ansiedad por comer, manifestadas sobre todo en el consumo de dulces o golosinas de cualquier tipo, pues es de conocimiento público que el azúcar tiene componentes adictivos frente a los cuales nuestro cerebro es especialmente vulnerable. En otras palabras, cuando esta hormona es segregada en ciertas cantidades en nuestro cerebro, no solo nos crea la ansiedad por querer conseguir eso que nos genera placer, sino que, por otro lado, también genera una expectativa: aquél recuerdo añorado de placer que nuestro cerebro tanto busca repetir. Cuando el cerebro no cumple con esa expectativa generada por la dopamina, cae en una especie de estado depresivo, y esto es una respuesta natural del organismo. Seguramente es poco frecuente escuchar que una persona se ponga triste o se deprima porque haya entrado en una dieta o haya comenzado un ayuno, y esto tiene en parte su razón de ser.

En el caso de la alimentación, como es una fuente primaria y fundamental para mantener nuestro cuerpo en funcionamiento, el cerebro no vacila ni pierde tiempo en si hacernos sentir tristes o felices cuando tenemos hambre o la saciamos luego de un largo período de ayuno; lo que le importa al cerebro es conseguir de alguna manera posible el alimento que necesitamos. Este estado de emergencia, por lo general, no deja espacio para las emociones y simplemente dispara nuestros instintos por buscar alimentos. Esto es perfectamente natural, no es anormal; tampoco lo es el hecho de que nos deprimamos. Es una realidad que algunas personas tienen una relación particular con la comida, hasta el punto de que son sustitutos de algún tipo de adicción. Así es, la gente puede ser adicta a la comida, aunque esta sea nuestra principal fuente de vida.

Si nos ponemos en una situación en la que no somos adictos a la comida, pero si tenemos algún tipo de relación "especial con ella, entonces no es de extrañarse que nos pongamos tristes o nos deprimamos porque estamos privados de los tipos de comida y las formas de comer a las que estamos acostumbrados. En otras palabras, si bien la respuesta natural e instintiva frente a la privación de alimentos es la activación del hambre y la búsqueda de alimentos, el deprimirnos también se puede llegar a ser una respuesta válida y perfectamente natural, dependiendo de cómo sea nuestra relación con la comida.

En el primer caso, el problema se va cuando ocurren dos cosas: resistimos las ganas de comer lo suficiente como para que el cuerpo se acostumbre al ayuno y/o a la nueva dieta, o simplemente comemos y satisfacemos nuestra hambre, aunque esto no es lo que realmente queremos, ¿verdad? En el segundo caso -en el que nos deprimimos-, pasamos por un proceso de adaptación similar, pues las hormonas y los químicos de nuestro cerebro y de nuestro cuerpo están alocados y desequilibrados frente a la ausencia del estímulo que genera placer, frente al incumplimiento de la expectativa. ¿Esto significa que vas a estar deprimido de por vida? Para nada. Al igual que en el primer caso -y recordando lo que hablamos sobre entender nuestro cuerpo como un sistema- existen mecanismos *autorregulatorios* que buscan restaurar el equilibrio de nuestro organismo a unos niveles normales de funcionamiento, aunque esto implique instaurar una nueva forma de normalidad de funcionamiento. Esto significa que, frente a la ausencia del estímulo placentero y a nuestro cerebro poseer altos niveles de dopamina que no están siendo satisfechos, entramos en un estado depresivo como respuesta natural y, para regresar a un estado emocional normal, el cuerpo con el paso de los días buscará regular los niveles hormonales de la dopamina siempre y cuando no incurramos en el error de "satisfacerla", pues eso significa que regresas al estado anterior a la adopción del ayuno intermitente y/o nueva dieta.

En términos generales, si eres de las personas cuyo organismo responde induciéndote a un estado depresivo frente al ayuno y la nueva dieta; ¡aguanta! Es una respuesta natural de tu cuerpo y la parte más difícil se encuentra en los primeros días -la primera semana según algunos expertos- pues el cuerpo apenas está asimilando la nueva situación y el proceso de autorregulación hormonal apenas está comenzando. Una vez transcurridos estos primeros días, verás que te sentirás mejor emocionalmente, ese estado de ánimo se reducirá o desaparecerá completamente, e incluso, comenzarás a sentirte mejor que antes de comenzar con el ayuno/dieta. Todo es cuestión de constancia y disciplina.

La ansiedad y sus posibles causas

La ansiedad es un trastorno psiquiátrico altamente extendido en la actualidad, especialmente en los países desarrollados. Se caracteriza porque las personas que lo padecen sufren de constantes preocupaciones y períodos de estrés/angustia sin necesariamente tener una razón o causa de origen aparente. Esto no significa que cualquier momento de estrés o de preocupación significa que ya estamos padeciendo de un trastorno psiquiátrico; estos estados forman parte de nuestra vida cotidiana y de nuestra naturalidad como seres vivos porque son mecanismos que hemos desarrollado a lo largo de nuestra evolución para garantizar nuestra supervivencia como especie.

En el caso del estrés y preocupación, expertos afirman que pueden ser clasificados en dos tipos de estrés; el que te paraliza y evita que hagas algo al respecto - el estrés malo- y el que te impulsa y te genera las energías necesarias para entrar en un estado de alta concentración y desempeño de la actividad que estés realizando -estrés bueno. El estrés y la preocupación se convierten en una patología cuando ocurren con alta frecuenta en la vida de una persona, cuando representa aproximadamente la mitad del tiempo en el que la persona se encuentra en estado de vigilia y, sobre todo, empieza a interferir con las actividades de su propia vida. Cuando comienzan a llegarse a estos extremos en recurrente, es cuando se suele considerar que una persona padece de ansiedad. El diagnóstico de cualquier tipo de condición, sobre todo de condición mental, siempre tiene que ser avalado por un profesional de la salud. Esto tiene el propósito de servir como guía hacia unas pistas que puedan ayudarte a identificar algún problema y procedas de la mejor manera posible con la asistencia pertinente.

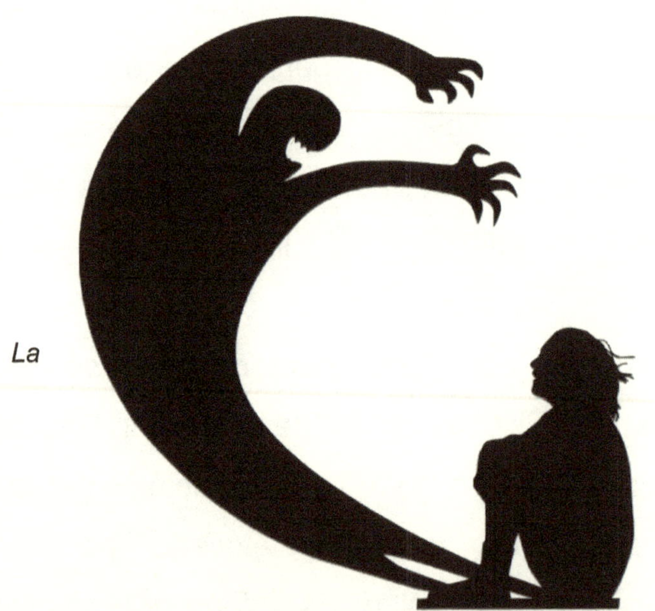

La ansiedad es una reacción natural de nuestro organismo frente a lo que podamos considerar adversivo o peligroso

Los orígenes del trastorno de ansiedad son muy heterogéneos debido a la naturaleza sistémica de nuestro cuerpo. Podemos referirnos desde problemas hormonales hasta las consecuencias de algún trauma pasado. La ansiedad patológica se caracteriza, como ya mencionamos, en que comienza a interferir con tu propia vida y tu manera de llevar tu cotidianidad; puede llegar a afectar tus tomas de decisiones, haciendo que tomes decisiones que normalmente no tomarías o, por el contrario, detenerte.

La ansiedad usualmente la vemos manifestada en forma de adicción, siendo las más frecuentes las adicciones a las drogas - alcohol y demás- y adicción a la comida. Si bien las drogas pueden inducir a estados de ansiedad, en el caso de la comida -a menos que esté especialmente preparada para ser adictiva- lo que realmente es el problema es la relación que la persona pueda llegar a tener con la comida, condicionada por la ansiedad patológica. Es decir, la comida no es lo malo, lo malo es la relación que la persona ansiosa pueda tener con la comida, lo que pudiera derivar en otras patologías y trastornos alimenticios como la obesidad y la anorexia, por citar algunos ejemplos. Estos dos últimos trastornos también son las manifestaciones más frecuentes de la ansiedad por la comida; en el caso de la obesidad, vemos que son personas que comen en exceso alimentos ricos en azúcares o muy salados; en el otro extremo, tenemos a las personas que les da una especie de terror comer cualquier tipo de alimentos, tratando de ignorar las señales claras de su cuerpo que le grita que tienen hambre. En ambos casos, las consecuencias pueden ser conocidas o no por las personas ansiosas, pero eso no entra en la ecuación precisamente por la condición patológica de la ansiedad que padecen.

En el caso de las personas que su respuesta ansiosa es comer muchos alimentos, esto dependerá en parte también de lo que para esa persona es muchísima comida o no. Esto tiene un impacto directo en la cantidad de comida que las personas consumen y también depende, por supuesto, de los niveles de ansiedad que se manifiesten en su mente. Es sobre todo por este último factor, que la persona sentirá mayor necesidad de comer cantidades estrafalarias de comida, conocidos también como los atracones, pues su mente le hace creer esa es la manera en la que puede saciar el malestar que la ansiedad le causa, aunque ya sabemos que esto tiene que ver más que todo con el papel de la dopamina en todo el conjunto hormonal y psicológico, aunque no necesariamente es determinante y un diagnóstico profesional es el paso más prudente para dar.

Una de las grandes dificultades de este tipo de problema, los que se caracterizan porque tienen una fuerte influencia en nuestro comportamiento, es que no somos conscientes de ellos en la mayoría de los casos. Muchas personas no están conscientes de este comportamiento de alimentación casi impulsiva y a veces, incluso, no son capaces de notarlo a pesar de ver las *evidencias* físicas: los cambios y deterioros de su cuerpo y su salud. El problema se agrava todavía más cuando están tan acostumbrados a tener una salud deteriorada que para ellos una mala salud es una mala salud, y no hay manera de que puedan notarlo a menos de que recuerden con claridad como era tener buena salud -haciendo comparaciones del antes y después- o directamente experimentando una mejora que les haga ver en primera persona las diferencias entre lo que debería ser y lo que se es en la actualidad. En el lado contrario, claro está, también se encuentra las personas que son conscientes de que tienen un problema y, aunque no estén en las condiciones para superarlo por si solos en ese preciso momento, reconocer que existe el problema siempre es el primer paso para resolverlo.

Otra razón por la cual también los problemas hormonales resultan difíciles para muchas personas es que, aparte de ser aparentemente invisibles para quien los padece, también puede existir una confusión sobre el verdadero problema en sí. Como las hormonas influyen en nuestro comportamiento y, hasta cierto punto, también influyen en nuestra toma de decisiones, a veces ejecutamos acciones que normalmente, en una situación normal y con un equilibrio hormonal, no haríamos; esto es especialmente problemático cuando se está expuesto al juicio externo de otras personas que son especialmente tóxicas. Debido a que no te comportas de manera normal debido al desbalance hormonal, las personas pueden comenzar a creer con facilidad que eres tú y tu personalidad la que tiene un problema; todavía peor, esta cuestión puede también influenciar tu percepción y puedes llegar a convencerte a ti mismo de que tienes un problema contigo y tu personalidad, cuando en realidad la raíz de todos los males con respecto a tu comportamiento y tu salud pudieran ser, en realidad, causados por un desbalance hormonal, básicamente problemas químicos con tu cuerpo. Esta situación puede ser sin duda detectada por varios especialistas de la salud, entre ellos, tanto los médicos internistas, los psicológicos y los nutricionistas.

Una forma de saber si estas atravesando por este tipo de problema es si estas pensando constantemente en comida, sobre qué comer a pesar de haber terminado de comer hace un par de segundos atrás; pensar que cualquier situación que te tenga de bajos ánimos pudiera mejorar si comes algún tipo de dulce -o por el contrario, una situación buena amerita algo que le acompañe-, puedes incluso llegar a ponerte de muy mal humor si no tienes el plato de comida que deseas y, en general, que tu vida se vea afectada o determinada por las decisiones que haces sobre la comida, que tu vida gire alrededor de la comida. Estos son algunos de los comportamientos que son considerados sumamente tóxicos para tu salud y para tu vida, ya que estos pueden desembocar en problemas emocionales, mentales y, evidentemente, en problemas de salud.

Una característica de las personas que padecen de ansiedad patológica y que ésta se encuentre direccionada a la comida y a la alimentación, es que cuando se ven forzadas -ya sea por decisión personal o influencia externa- a adoptar una nueva dieta o cambiar su alimentación de manera sustanciosa, es común que estos intentos terminen en dietas fracasadas y esto genera todavía mucha más frustración. En este punto, hay que entender que el problema no es la dieta así, sino un problema mucho más subyacente: tu relación con la comida. Obligarte a ti mismo de manera arbitraria a comenzar dietas al azar sin ningún tipo de planificación y consulta profesional representa altísimos niveles de riesgos para la salud mental y la salud física; los riesgos de la salud mental porque puede que tu planificación o tu forma de abordar la dieta, entre otros factores, no son los apropiados para conseguir los resultados que se desean, lo que genera frustración y todavía más ansiedad, lo que solo favorece y empeora tu relación patológica con la comida, generalmente impulsándote a tomar decisiones extremas con tal de conseguir adelgazar y generándote todavía más ansiedad al querer obtener resultados inmediatos e ignorar -ya sea consciente o inconscientemente- que el proceso de adelgazamiento es eso, un proceso, por lo tanto es progresivo y requiere un desarrollo cuyos resultados irán apareciendo con el paso del tiempo y la persistencia en el plan; también es un riesgo para la salud física porque la imprudencia en perseguir una dieta recién sacada de la manga o que copiar una dieta que es para otra persona, para otros objetivos, para un cuerpo en específico, no es garantía de que obtendrás los mismos resultados que se dicen que se obtendrán, ni sabes a ciencia cierta si el plan es siquiera bueno para empezar, esto a veces causa que las personas hagan dieta en base a las calorías únicamente, ignorando los valores nutricionales de los alimentos, lo que se puede llegar a traducir, por ejemplo, en personas que hacen dietas en base a dulces, golosinas y refrescos, porque como son alimentos que también aportan calorías y, de paso, son alimentos a los cuáles son adictos, ya podremos imaginar los impactos negativas en la salud luego de consumir refrescos, dulces y golosinas por meses únicamente.

Estos problemas pueden llegar a ser complejos y complicados dependiendo del caso de cada quien. Esta dificultad a veces es invisible para muchas personas porque creen que todo se puede conseguir en base a fuerza de voluntad y muchas ganas, ignorando que la voluntad, más allá de ser algo etéreo y abstracto que se encuentra dentro de nosotros, es más bien el producto tanto de todas nuestras experiencias que configuran nuestra vida, como de todos sus procesos que ocurren apoyados en un organismo biológico cuya multitud de elementos y mecanismo interdependientes y sistémicos condicionan y determinan la manera en como la voluntad, la mentalidad, la conciencia y el comportamiento se manifiestan: es decir, nuestra voluntad está directamente relacionada no solo con aspectos mentales abstractos y biológicos, sino con la totalidad de nuestro organismo. Más que excusa, lo anterior es para comprender cuáles son los factores que entran en juego para sabotearnos nuestros intereses reales y poder hacer algo al respecto, comprendiendo también que, como es una condición a veces patológica, la ansiedad puede llegar a sabotear los deseos de la voluntad; por esta misma razón, es que es peligroso realizar tantos cambios repentinos de manera arbitraria en nuestra alimentación.

El consumo de alimentos por ansiedad es una condición bastante común y sobre todo en los últimos años, con una tendencia progresivamente alta. Lo más indicado si consideras que esta condición pueda ser tu caso es que acudas a ayuda psicológica para resolver los problemas que van más allá de las apariencias, del cómo se ve tu cuerpo, pues existen procesos psicológicos -e incluso, culturales y sociales- que se tienen que tomar en cuenta al momento de pasar por alguna especie de tratamiento. En muchas ocasiones, la ansiedad por comer es solo una manifestación de problemas internos sin resolver desde hace algún tiempo atrás en tu vida, por lo que existen probabilidades de que el comer ansioso solo sea la punta del iceberg de un problema más profundo.

Recomendaciones para la ansiedad por comer

A pesar de que este problema pueda llegar a ser complejo y complicado, sin que este se solucione con alguna fórmula mágica, podemos dar algunas recomendaciones para poder lidiar mejor con una situación desfavorable. Estos consejos son pensados para que puedas apegarte a ellos de manera sencilla y que puedas desarrollar un poco de control superficial sobre tu ansiedad. La condición previa para que esto funcione es tomar la decisión de hacerlo, aun cuando resulte difícil, pues estamos en un proceso de aprendizaje: todo proceso de mejora es un proceso de aprendizaje, por lo que resulta natural el que podamos fallar. En este sentido, si nos sentimos inseguros hasta el punto de que tenemos un apego emocional con la comida, poco efectivo serán nuestros esfuerzos sino logramos sincerarnos con nosotros mismos y empezar a conocer y abordar los conflictos

- Lo primero que podemos aprovechar como consejo es el reconocimiento de la situación actual, la identificación del momento en el que estás en el presente, detenernos por un par de segundos antes de ejecutar alguna acción que nos arrastre al círculo vicioso. En estos casos resulta imprescindible adoptar el método de los cinco segundos. ¿En qué consiste este método? Esperar y contar hasta 5 cada vez que vayamos a hacer algo con respecto a la comida, ya sea comprarla, pedirla por internet, cocinarla, prepararla, comerla, etc. Cada vez que vayamos a hacer eso de manera impulsiva, detengámonos por unos momentos y contemos hasta cinco. Eso es todo. Aun cuando tengas el bocadillo en tu mano justo por entrar a tu boca, si lograste detenerte, ¡lo estás haciendo bien! Lo siguiente ahora es plantearnos una serie de cuestiones: ¿por qué vas a comer lo que vas a comer? ¿te sientes mal por una baja de azúcar, o realmente tu cuerpo dice que tienes hambre? ¿Estas seguro de que la sensación de hambre que sientes es verdaderamente hambre, o la ansiedad que estás sintiendo y está controlando tu comportamiento? ¿Te estas sintiendo mal, frustrado o estresado y por eso quieres comer?... El propósito de este consejo y ejercicio es el despertar tu conciencia, es facilitarte el que te des cuenta de en cuáles son los momentos en que estos episodios/momentos de ansiedad golpean la puerta y la ingesta ocurre. La identificación de estos momentos es crucial para nuestro progreso y mejora, aun cuando al final hayas decidido, luego de aplicar el método de los cinco segundos, comerte el plato de igual manera. Sí, aún si "fallamos" en evitar comer en ese momento, el verdadero propósito es conocernos. Si de paso consigues evitar consumir, ¡también es válido y está bien! Aconsejamos profundamente portar alguna especie de diario o de libreta en las cuales anotaras cuáles son los momentos y las horas del día en los que atraviesas estos momentos de ansiedad, anotar cómo te sentiste antes, durante y después del momento, y tratar de identificar y describir qué fue lo crees que te llevó o activó el episodio. Puedes considerarlo incluso una especie de diario, y la descripción de todo lo ocurre, incluidos nuestros sentimientos y sobre todo los sentimientos, es importante para cumplir el propósito de este primer consejo. ¡Ánimo!

- En el caso de la comida sea utilizada como una especie de hobby o como recompensa/refuerzo positivo para premiarte por tus esfuerzos, aunque suene tentador, recomendamos buscar una forma más productiva o sana de hacernos sentir mejor por conseguir metas.

- Al tener ganas de comer, es bueno tomar un poco de agua y limón o un poco de té. El sabor de ambas bebidas puede calmar un poco tus ansias de comer y crear algo de saciedad sin la desventaja de haber ingerido azúcares o calorías en exceso.

- El sueño es un proceso natural que permite regular los químicos de nuestro cuerpo, incluidas las hormonas. La privación de sueño causa irritabilidad en las personas, lo que de alguna forma también implica mayor sensibilidad y/o volatilidad de las emociones. Ya te podrás imaginar lo que esto significa para emociones como la ansiedad y el estrés y el cómo esto impactará en tus comportamientos, especialmente los relacionados con los hábitos no saludables de alimentación.

- Ya que hemos estado hablando tanto de la importancia y el papel que juegan las hormonas y los químicos de nuestro cuerpo, es momento de hacer mención de la serotonina. Esta hormona/químico básicamente contribuye a tu sentimiento de bienestar y felicidad. Bajos niveles de serotonina implicarán una mayor dificultad para sentirte feliz y de buscarlo sentido a las cosas de la vida; altos niveles de serotonina, por el contrario, contribuir a mayores niveles de bienestar y felicidad. Los casos de personas que sufren de bipolaridad se debe más que todo a un desequilibrio de este químico, haciendo que su inestabilidad -a veces está alto y a veces está bajo, a veces termino medio- genere cambios repentinos en el estado de ánimo de las personas. Lo natural es que este químico se encuentre en niveles normales y que ocurran ciertas alteraciones cuando algo nos produce tristeza o felicidad sin que esto derive en una patología neurológica. Por esta razón, es que el ejercicio es una fuente natural de serotonina e, incluso, dopamina. Para esto no es necesario trotar por tres días seguidos sin parar solo para segregar más serotonina. Recomendamos comenzar a adoptar rutinas de ejercicios de corta duración, ya que estos son capaces de generar los mismos efectos en nuestro estado de ánimo, y si no eres una persona muy dedicada a las actividades físicas, ¡esta es una buena alternativa! La liberación de serotonina por medio del ejercicio favorecerá a controlar los niveles de ansiedad y de estrés que tu cerebro está segregando, favoreciendo el equilibrio químico y/o hormonal de tu cuerpo y mejorando tu bienestar y felicidad contigo mismo de manera general, ayudándote a apreciar mejor las cosas que te rodean o a ti mismo. Sin embargo, si eres una persona que posee alguna patología que le afecta directa o indirectamente la producción de la serotonina, o simplemente ningún tipo de actividad te genera algo de felicidad, recomendamos, como siempre, asistir a ayuda profesional. Este también es nuestro último consejo.

- Todos los problemas que tengamos con nuestro comportamiento y con la forma en la que actuamos y nos relacionamos con el mundo pueden tener su origen en algun especie de trastorno. Conocer si tenemos algún tipo de problema significa que podemos solucionarlo o, al menos, saber como llevar nuestra vida sin que nuestras condiciones mentales sean un impedimento para llevarla a cabo de acuerdo a nuestra voluntad y a nuestros deseos. En este caso, el escenario ideal es que si sospechas que padeces de ansiedad en niveles patológicos directamente acudas a ayuda profesional para mejorar tu relación con la comida, ¡o con cualquier otra cosa que te esté afectando negativamente!

El ayuno intermitente es un poderoso aliado si eres una persona que desea mejorar su estilo de vida. Las posibilidades son bastante altas de que puedas controlar mejor tu ansiedad por medio del ayuno intermitente y con la asistencia profesional necesaria, respaldado por el esfuerzo y la constancia que te permitirán superar ese primer gran obstáculo. Por otro lado, si te encuentras muy emocionado por comenzar y quieres ir a la velocidad de la luz, pero al mismo tiempo, sientes que tu condición te afecta demasiado durante el proceso generando niveles de ansiedad incluso mayores, lo más recomendable es aliviar el paso e ir asumiendo poco a poco el proceso hasta que lo hayas adoptado en su totalidad. Recordemos que, en páginas anteriores de este texto, la adopción del ayuno intermitente puede ser tanto de golpe súbito como de manera progresivo; siempre metódico, siempre adaptándose a las necesidades de cada uno de nosotros.

Ayunos de largo o corto plazo

Las discusiones todavía están sobre la mesa en el tema de qué tan beneficioso pueda resultar el ayuno intermitente o si, por el contrario, su adopción por largos períodos de tiempo tiene consecuencias negativas en la salud de las personas. Al respecto, existen opiniones divididas; mientras algunos expertos sostienen que los períodos relativamente extendidos de ayuno son importantes para la detoxificación del cuerpo y además promueve e induce el reposo digestivo, facilitándonos el no comer compulsivamente porque podemos identificar cuándo estamos comiendo por impulso o porque tenemos hambre; en el otro espectro de las afirmaciones, existen especialistas que afirman que el ayuno representa una situación de estrés para el organismo desde un punto de vista metabólico, y que por esta razón no se deben exceder las horas de ayuno más allá de los períodos naturales de nuestra actividad animal -el ayuno nocturno-. De extenderse el ayuno, esto pudiera causar problemas relacionados con la psiquis, el comportamiento y las emociones.

Sin duda existen argumentos contrarios de lado y lado sobre la longitud que debe tener el ayuno intermitente en la alimentación de las personas, pues existen personas que han experimentado de primera mano por años que afirman los beneficios para la salud de esta modalidad. A pesar de ello, los expertos no han logrado decidirse.

Ante la incertidumbre sobre la decisión de los expertos y los beneficios que muchas personas han experimentado, lo mas recomendado resultará siempre ver cómo reacciona tu cuerpo una vez conoces cómo funciona y responde bajo determinadas situaciones. Tu eres la persona que mejor conoce los límites de tu cuerpo, ten conciencia de lo que necesitas y lo que se supone que debes hacer. Dependiendo del cómo sean tu y tu cuerpo, los ciclos de ayuno intermitente pudieran durar un par de meses o incluso más de año; puedes aplicarlo para el resto de tu vida o solamente en determinados momentos, con el objetivo de desintoxicar tu cuerpo si llegaste a ir a una fiesta y comiste demasiada comida chatarra.

Los cambios que veremos a lo largo del proceso de ayuno no consisten únicamente en la variación del peso y en si te ves más delgado. Como estamos hablando de una de las principales fuentes de vida para nosotros, significa que todo nuestro cuerpo se verá afectado en mayor o menor medida, de alguna u otra forma. En este sentido también es bueno ver el estado de la piel y del cabello, si están opacos o están brillantes. El color de nuestros ojos, específicamente de la esclerótica y del tejido detrás de la piel de nuestras ojeras también son indicadores de nuestra salud. Es indispensable estar atento a las señales que nuestro cuerpo nos da como reacciones al ayuno, anotar y documentar todo lo que vayamos observando a lo largo del tiempo par poder llevar un control del proceso. Esta es una buena táctica adaptable a cualquier tipo de plan, no solo los referentes a la alimentación y el ayuno.

Por otro lado, es necesario recordar que en muchas ocasiones los beneficios del ayuno intermitente no son inmediatos. Como ya hemos mención en reiteradas ocasiones en este texto, al tratarse de un proceso, las transformaciones inherentes en él aparecen de manera progresiva. Es importante no olvidar que el cuerpo obligatoriamente debe atravesar por un proceso de adaptación, ya sea lento o un poco más rápido que de las otras personas, todo dependerá de las condiciones de tu organismo. Aunque los resultados y los progresos puede que no sean visibles durante las primeras semanas, tampoco es que durarás meses esperando a ver qué es lo que está sucediendo. Lo que en realidad sucede es que tu cuerpo está cambiando día a día a muchísimas escalas menores en cada una de sus partes. La suma de la totalidad de todos los cambios que atraviesa su cuerpo, luego de tener ciertos avances en el proceso, es lo que nosotros comenzaremos a evidenciar como los cambios sustanciales a nivel superficial. Con respecto a la apariencia, es importante recordar que nosotros, a nivel personal, tardaremos más en ver las diferencias y los cambios que de lo que se demorarán las otras personas. Es decir, otras personas quizá puedan llegar a comentarte sobre los cambios más notorios de tu cuerpo y tu puede que seas ciego a ellos, no los notes para nada. Esto es perfectamente natural porque nosotros nos vemos a nosotros mismos todos los días, y a veces más de una vez cada uno de esos días. Al estar en contacto tan seguido con nuestra propia imagen, nos acostumbramos a ella hasta el punto de que cualquier mínimo cambio no lo notamos hasta que comiencen a ser lo suficientemente notables; lo mismo no aplica para otras personas. Si asumimos que las personas te ven unos cuantos días a la semana -asumamos que 3 veces a la semana-

, ellos son mas sensibles a notar los pequeños cambios de tu cuerpo. Esto no significa que no serás capaz de notarlo, sino que demorarás un tiempo más en notarlo porque todavía tienes una imagen referencial en tu cerebro sobre ti mismo. Lo único que necesita tu cerebro es acostumbrarse a los cambios que inconscientemente empieza a reconocer. De manera similar actúa el cuerpo, él reconoce todos los cambios y aunque demore en reaccionar, siempre estará puesto en marcha y trabajando. ¡No desanimes!

En los casos de que te encuentres en una situación en la que deseas o debas abandonar el ayuno intermitente, recomendamos en un 200% que se haga de manera gradual. Los cambios sustanciosos y radicales que atraviese nuestro organismo harán que este reaccione como si estuviese bajo ataque, disparará las alarmas metabólicas y podremos reaccionar de manera negativa. Si bien el cuerpo a veces demora en demostrar resultados, lo cierto es que siempre está en estado de alerta y más cuando ocurren cambios súbitos que atenten contra la normalidad a la que está acostumbrado - recordemos, de nuevo, la naturaleza sistémica de nuestro organismo. Por esta razón, es importante no disparar sus alarmas y evitar todo el estrés excesivo en la medida que se nos sea posible.

Ayuno intermitente y la salud cardio-metabólica

Los diversos estudios y expertos involucrados en ellos sobre los beneficios del ayuno intermitente siempre han estado desafinados entre sí, sobre todo cuando hablamos de la salud metabólica.

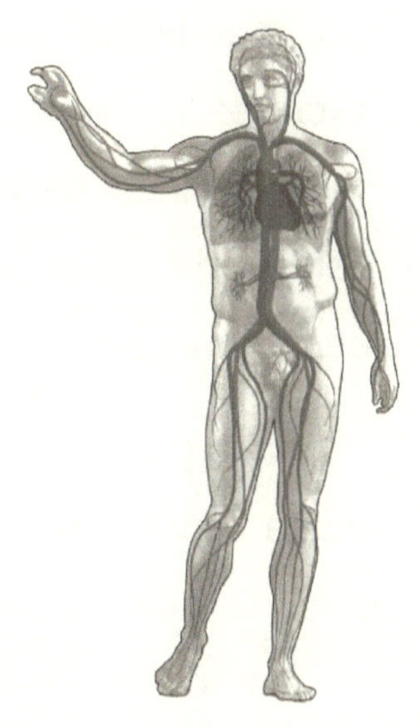

Para entender las implicaciones del ayuno intermitente en relación a la salud metabólica, primero hay que entender qué es la salud metabólica, cuestión que muchas personas ya sea por ignorancia o resistencia están asumen que es fácil de intuir.

La salud metabólica está influenciada por diversos factores. Su estado y desempeño se pueden medir si cinco de sus variables se encuentran dentro de unos valores ideales. Estas variables/factores son:

1. Glicemia/glucemia: este factor indica cual es la cantidad de glucosa que existe en la sangre. La glucosa es un insumo fundamental para el funcionamiento de las células cerebrales y el de los glóbulos rojos de todo nuestro cuerpo. Unos niveles apropiados de glicemia refieren al crecimiento y al fortalecimiento de nuestro de cuerpo. Por otro lado, los desniveles -ya sean altos o bajos- de glicemia generan problemas de salud, entre ellos, los problemas

diabéticos y pre-diabéticos. En este marco, la sangre es capaz de absorber la glucosa gracias a la insulina, quien es la responsable de nivelar los niveles de glucosa del cuerpo y de distribuirlo como energía a todo el organismo. ¿De dónde viene la insulina? Esta es generada por el páncreas. En el caso de que tengamos una mala absorción de la glucosa, empezaremos a subir nuestros niveles de triglicéridos, que es nuestra siguiente variable.

2. Triglicéridos: la variable de triglicéridos es la encargada de almacenar la grasa y estas circulan por la sangre. También son conocidas como aquél tejido adiposo que conforman la grasa

de nuestro cuerpo. Estas tienen su origen en los ácidos grasos absorbidos desde el intestino y provienen, evidentemente, de los alimentos que consumimos y del hígado. La importancia de los triglicéridos es que si no se encuentran en unos niveles normales pueden representar un riesgo para la salud cardiovascular -en el caso de que tengamos bajos niveles de triglicéridos- o, en caso contrario, generarnos una pancreatitis aguda que puede poner en peligro la vida de la persona – en caso de tener altos niveles de triglicéridos-.

3. Colesterol HDL: ¡el terror de nuestras personas mayores! El colesterol no es más que las

grasas que se encuentra en todo nuestro, contribuyen a la creación de membranas celulares y son necesarias para el desempeño de las hormonas sexuales. Las bondades del colesterol son igualmente proporcionales a sus desventajas en caso de encontrarse en niveles excesivos en nuestro cuerpo, causando que las principales arterias se saturen de grasa en sus paredes causando trombosis.

4. Presión arterial: refiere a la presión con la viaja la sangre a través de las paredes arteriales. La presión arterial es medible partiendo desde dos momentos de su transita, que corresponde a los dos valores numéricos que le

representan. La presión sistólico y la presión diastólica; la primera corresponde al bombeo de la sangre por parte del corazón, mientras que la segunda refiere a los momentos en el que el corazón se encuentra en reposo. La presión arterial alta es cuando la presión sistólica tiene que hacer mucho esfuerzo para bombear la sangre porque exige al músculo cardíaco bombear sangre todavía mas rápido dentro de los parámetros normales de funcionamiento, representando uno de los mayores riesgos cardiovasculares.

5. Circunferencia de cintura: comúnmente se cree que el problema de la grasa abdominal

es enteramente estético porque nos saca de nuestras proporciones y daña nuestra figura. Contrario a esta creencia, el verdadero problema de la grasa abdominal es que su acumulación no se da únicamente en los músculos del abdomen, sino que también existe la posibilidad de que la acumulación de grasa se dé en los órganos vitales que habitan en esa zona, aumentando los riesgos de padecer problemas cardiovasculares.

Riesgo cardio-metabólico: el papel del ayuno intermitente

Aclarado la anterior, ya podemos empezar a señalar ciertas cosas evidentes con respecto a la salud cardio-metabólica: las personas que poseen estos problemas tienen grandes posibilidades de padecer diabetes tipo 2. El detonante de esta enfermedad puede encontrarse en padecimientos como la hipertensión arterial, la obesidad y sobrepeso, hiperglucemia, sedentarismo, tabaquismo, entre otras tantas desventajas.

Entre los beneficios netamente cardiovasculares que se ha reportado del ayuno intermitente, tenemos:

- Renovación de las células: en este punto, las células pasan de estar en un modo de *crecimiento* a un modo de *reparación* cuando se encuentran restringidas de alimentos. Este proceso ya lo hemos mencionado: la autofagia. Cuando las células entran en este modo de reparación, atraviesan un proceso autorregulatorio más exhaustivo para la eliminación de sus partes dañadas. En este proceso de renovación, las células empiezan a generar capacidad de aumentar su resistencia al estrés. En otras palabras, se hacen más resistentes a las enfermedades.

- Los órganos comienzan a liberarse de la grasa y comienza a reducirse el volumen de grasa en todo el cuerpo. Si alguna vez has oído algo sobre corazón o hígado graso, esta es la parte que le corresponde.

- Promueve y facilita la disminución de la frecuencia cardíaco cuando nos encontramos en estado de reposo. EN este sentido, a veces se considero que el ayuno intermitente es capaz de generar un efecto parecido al ejercicio en nuestro corazón.

- Disminuye el puntaje de Framingham. Esto hace referencia a un estudio de proyección de 10 años que se hace sobre la salud cardiovascular de los pacientes. Cuantos puntos consigas en este estudio, más probabilidades de padecer enfermedades cardiovasculares a lo largo de 10 años tendrás. Algunos cardiólogos han reportado una disminución en el puntaje de Framingham luego de haber adoptado el ayuno intermitente a lo largo de seis meses.

Aparte de todo lo anterior descrito, existen médicos estudiando la hipótesis del *switch* metabólico Este switch consiste en utilizar los cuerpos cetónicos en vez de la glucosa, trayendo dos grandes beneficios para el cuerpo humano: una mejora en la protección cardiovascular porque algunos tipos de cetones tienen una capacidad protectora que rodea el área cardiovascular, mejorando las probabilidades de supervivencia si la persona dura mucho tiempo sin ingerir alimentos, lo que es igual a mejorar el rendimiento y la resistencia cardiovascular en general; por otro lado, también hablan de una mejora en la flexibilidad metabólica, refiriéndose al uso indistinto tanto de la glucosa como de las cetonas sin que esto implica un colapso del sistema. Este último beneficio aparece luego de haber transcurrido al menos seis meses de haberse adoptado el ayuno intermitente.

Impacto en el cerebro

Frente al ayuno intermitente, el cerebro tiene un comportamiento muy particular comparado a las otros órganos: es el único que no se encoje en su tamaño. La explicación provisional que algunos expertos han dado es que el cerebro es el que mejor debe actuar en situaciones de estrés, cómo el estrés en el organismos causado por la privación de alimentos, y esto es un comportamiento que se adjudica a nuestra evolución como especie que, a diferencia de otros animales, nuestro desarrollo fue predominante en éste órgano. A continuación, listamos algunos de los efectos reportados que causa el ayuno intermitente en el cerebro:

- Mejora el estado de alerta, las habilidades motoras y la capacidad de coordinación.

- Promueve la neurogénesis: la generación de nuevas neuronas cerebrales en partes y zonas específicas de nuestro cerebro.

- La inflamación cerebral disminuye durante el período de privación de alimentos.

- Incrementa la resistencia de estrés que pueda sufrir el sistema nervioso central, como consecuencias protectoras de algunos cuerpos cetónicas que ayudan a prevenir accidentes cerebro vasculares.

- Impulsa la estimulación neuronal y su flexibilidad.

- Contribuye a la estabilidad y equilibrio emocional, como lo hemos explicado con anterioridad.

Errores comunes

En el proceso de adopción del nuevo hábito es donde más cuidado debemos tener de cometer errores porque podemos adoptarlos como parte de nuestra rutina. Esto hace que desaprender los malos hábitos del ayuno intermitente sea una tarea adicional y un poco más pesada, pues básicamente tenemos que hacer una especie de *reconexión* mental y sustituir lo que ya venimos aprendiendo. Entre los errores más comunes y que debemos evitar ejecutarlos son:

- No consumir agua o no consumir las cantidades suficientes. Una de las causas por la que las personas evitan tomar agua durante los períodos de ayuno se debe a que consideran erróneamente que el agua entra dentro de las cosas que no puedes consumir. Como ya hemos mencionado de los beneficios de beber agua, no nos extenderemos más en este tópico. Solo recordarles que durante las horas de ayuno es más importante que nunca mantener el cuerpo hidratado.

- Insuficiente consumo de fibra y vegetales. Ambos alimentos son sumamente importantes para proteger nuestro sistema digestivo y asegurar su correcto funcionamiento, además de contener nutrientes necesarios para cualquier dieta saludable.

- Insuficiente consumo de proteína. Para evitar que el cuerpo queme músculo como recurso energético, es importante mantenernos surtidos de proteínas en los momentos apropiado. Frecuentemente se cree que la proteína solo debe estar en una sola comida, ya sea el desayuno o el almuerzo. Lo ideal es distribuir el consumo total diario de proteínas a lo largo de las tres comidas, así también prevenimos la saturación repentina de ellas en nuestro cuerpo. Otros de los factores que incentivan a un consumo adecuado de proteína es que incrementan los niveles de saciedad al comer porque a tu cuerpo le toma todavía más tiempo digerirlo, quemando a su vez calorías extras.

- Privación de sueño. El no dormir produce hormonas que aumentan el apetito; el dormir produce hormonas que sacian dicho apetito. Bastante sencillo, ¿verdad? La alteración del sueño se traduce en una alteración de este desequilibrio hormonal, impulsándonos a comer más comida de la que deberíamos. Dormir poco implica directamente tener mayores dificultades de aguantar todas las horas de ayuno. Porque pasas más tiempo consciente/despierto y quemando todavía más recursos energéticos. Por otro lado, también afecta tu pérdida de peso porque al estar en un modo de déficit calórico y no dormir apropiadamente, el cuerpo comenzará a consumir masa muscular en vez de la masa de grasa.

Optimizar nuestros períodos de sueño

El sueño juega un papel fundamental en todos nuestros procesos, incluido el adelgazamiento o mejora de nuestra salud. Los problemas de sueño son multifactoriales. Pueden ser consecuencias de malos hábitos al dormir, malos hábitos de sueño, problemas hormonales, psicológicos, entre otros tantos elementos. Si tu caso es de una condición patológica, como trastornos de sueño grave, como es costumbre, es mejor consultar con el médico o especialista pertinente. A continuación, ofreceremos consejos generales para ayudar a las personas sanas a dormir mejor.

- Crear un horario regular. La mejora de nuestro comienza por la creación de un hábito de sueño, empezando por las horas a la que nos vamos a dormir y a la hora a la que nos despertamos. Si nos forzamos a acostarnos a horas específicas, el cuerpo, poco a poco, ira entendiendo esas señales cómo "es la hora de dormir".

- Evitar exaltaciones emocionales. Si nos asustamos, peleamos, alteramos, evidentemente se nos hará más difícil dormir porque nuestro cuerpo se encuentra en un tipo de estrés. Esto es, nos encontramos desequilibrados, por decirlo de alguna forma. Evitar ver películas, discutir o realizar actividades que nos estimulen lo suficiente para sostener el estado de alerta.

- Ejercitarse constantemente utiliza mayor energía en nuestro, haciendo que la queramos reponer durante la noche.

- Bañarse con agua caliente. Esto favorece a la distensión y relajación de los músculos.

- Evitar el café al menos 4 horas antes de dormir o en la noche.

- No cenar tan temprano, porque al dormir nos dará hambre, ni tan tarde, porque el cuerpo estará ocupado haciendo la digestión.

Existen otros males que nos perjudica nuestro sueño, sobre todo los que ocasiones dolor físico en el cuello y espalda, consecuencias de una mala postura o superficie en la que dormimos. Al respecto, recomendamos:

- Dormir en posición fetal facilita descansar la espalda, la columna y el cuello en una posición correcta.

- Si eres de las personas que duermen bocarriba, por cuestiones de ergonomía, recomendamos colocar una almohada debajo de tus rodillas para acomodar la posición lumbar.

- Caso contrario, si eres de los que duerme bocabajo, la almohada deberá estar colocada a la altura del estómago.

Plan alimenticio

¿Qué es un plan alimenticio? Cuando se habla de planes alimenticios enseguida viene a la mente una lista de alimentos, unos menús y cientos de restricciones: adiós a todo lo que algún día te gustó. En otras palabras, para mucho un plan alimenticio es una dieta en toda la regla, pero la verdad es que no es necesariamente así.

Las dietas suelen recomendarse o llevarse a cabo por periodos de tiempo relativamente cortos, es decir, es raro que escuches a alguien que está en una dieta decir que ha estado durante dos años en la misma dieta. Esa es la principal diferencia, los planes alimenticios son extremadamente flexibles a cada gusto y necesidad algo que la dieta no tiene, además que los planes suelen ser más un cambio de estilo de vida y de relación con la comida que un simple menú que se debe seguir. Es por esto que crear un plan alimenticio estándar para todo el mundo es un grave error, es imposible que un solo plan le sirva a toda tu familia o incluso a dos personas.

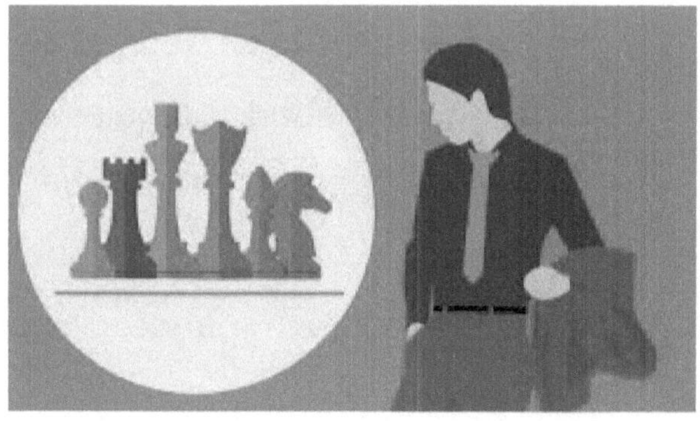

Los planes siempre deben tener un objetivo claro que cumplir. Sin un objetivo, cualquiera puede ser el plan

Los factores que debemos tener en cuenta al realizar estos planes alimenticios son básicamente todo aquello que tenga que ver contigo, tu condición física y tu alimentación:

> Edad: Definitivamente una persona de veinte años no tiene las mismas necesidades alimenticias que una persona de ochenta años. Este es un factor importante que ayudará a enfocar el plan en las deficiencias o carencias que se tengan según el rango de edad, por ejemplo: una persona mayor no debe comer grasas mientras que un adolescente puede ingerirlas tranquilamente.

> Género / sexo: aunque muchas personas no lo crean, no es lo

mismo un cuerpo femenino que uno masculino. Cada cuerpo es diferente y aún más cuando hablamos de la mujer y el hombre. El cuerpo de la mujer está formado fisiológicamente para dar vida, lo que ciertos cambios o costumbres alimenticias podrían generar cambios hormonales fatales que por el contrario al hombre no le afectaría.

> Condiciones de salud: Por supuesto que las afecciones de salud pueden cambiar muchísimo los planes alimenticios de cada quien, hay personas intolerantes a la lactosa, personas diabéticas que no pueden consumir grandes cantidades de alimentos y muchas otras afecciones que pueden

hacer que tu plan alimenticio sea totalmente diferente a otros.

⟩ Actividad física: Es importante tener en cuenta que las personas comerán cantidades diferentes dependiendo de la actividad física que realicen. Por lo general un deportista de alto rendimiento consumirá muchas más calorías que una persona sedentaria que no se ejercite regularmente.

⟩ Tipo de alimentación: Hoy en día es muy común encontrar personas veganas y vegetarianas, claramente las personas que lleven este tipo de alimentación no tendrán los mismos planes alimenticios que las personas que consuman productos de origen animal. Este es un factor muy importante al momento de planificar.

⟩ Gustos alimenticios: Los gustos es algo a lo que mucha gente no le da importancia cuando está planificando un cambio en su estilo de vida y en su alimentación. Es común que las personas renuncien de golpe a lo que les gusta y se condenen a comer pechuga de pollo y brócoli por semanas. ¡Esto no debe ser así! Es sumamente crucial saber qué nos gusta y qué no y así encontrar un plan alimenticio que nos vaya a satisfacer en todos los sentidos. La comida también existe para darnos buenas sensaciones y para transmitirnos tranquilidad, para nada debe ser una lucha de comer aquel ultimo trozo de brócoli que no queremos.

Ahora vamos a hablar de dos planes alimenticios que para nada engloban una totalidad de lo que debe tener la alimentación de cada persona, recuerda que todos los factores que hemos mencionado anteriormente deben aplicarse a cada caso particular.

Las personas que llegan al ayuno intermitente suelen buscar una pérdida de peso o quieren encontrar la forma de mantenerse en su peso actual, por esto vamos a dividir en dos la siguiente sección.

Plan alimenticio para bajar de peso con el ayuno intermitente.

Cuando buscamos bajar de peso una de las principales cosas que debemos hacer es entrar en un déficit calórico. ¿qué significa esto? Que basándonos en la cantidad de calorías que debe consumir cada persona diariamente, deberemos o bien consumir menos o quemar más a través de ejercicio. ¿Qué ocurre con el ayuno intermitente? De por si con este método estamos reduciendo la cantidad de tiempo en el cual comemos, lo que trae como consecuencia general disminuir un poco la cantidad de calorías de forma normal. No es lo mismo comer durante 16 horas que comer durante 8 horas, la cantidad de comida que podemos ingerir es menor sin duda alguna.

Asumiendo que tu ayuno intermitente es nocturno y diurno, es decir, que no comes durante la noche mientras duermes y tampoco durante las primeras horas de la mañana, podemos decir que el desayuno no existe en tu día, partiendo de esto hablaremos de las comidas más ideales que puedes tener durante el almuerzo y la cena. Teniendo siempre en cuenta que este plan es para la pérdida de peso.

Almuerzos:

Es importante el consumo de proteínas, grasas y en caso que lo prefieras, carbohidratos. Estos tres macronutrientes te servirán para mantener tu cuerpo en buen funcionamiento, dependiendo del tipo de alimentación que prefieras (cetónica o con carbohidratos) la cantidad de estos macronutrientes va a variar, sin embargo, aquí vamos a dar ideas que engloban de todo un poco.

⟩ Pollo a la plancha con vegetales verdes que crezcan por encima de la tierra, se puede sazonar con aceite de oliva, sal y pimienta cualquier otro sabroseado bajo en calorías y si es posible, lo más natural que se pueda. Evitemos los aderezos con demasiado procesado.

⟩ Un trozo magro de carne roja con arroz integral y vegetales que crezcan por encima de la tierra.

⟩ Legumbres como lentejas, garbanzos, caraotas o algún otro grano con gran cantidad de vegetales.

⟩ Alguna crema de verduras que crezcan bajo la tierra, estas suelen ser las que contienen mayor cantidad de calorías y carbohidratos por lo que es recomendable comerlas solas o con algún alimento muy bajo en calorías.

⟩ Algún pescado como salmón, atún o langostinos, estos son muy buenos, nutritivos y además de los más saludables que hay. Estos acompañados o solos son ideales para un buen almuerzo, incluso pueden ir acompañados de algún vegetal de almidón como la papa. ¡Con moderación!

Recuerda que hay muchísimas recetas en la web que te ayudarán a ver tu comida mucho más variada y sana, no todo es proteínas más vegetales en el plato. Puedes ingeniártelas para hacer una pizza baja en calorías o una lasaña.

Evita el exceso de aceites y cualquier bebida azucarada o procesada. Lo ideal para bajar de peso es consumir comidas naturales, frescas y nada de embutidos y este tipo de comidas que contienen muchos ingredientes que suelen ser dañinos para la salud o tienen exceso de calorías.

¿Y los dulces?

Hay muchas opciones mucho más saludables que te sirven para matar el antojo de los dulces: harina de coco en lugar de harina de trigo, chocolate negro en lugar de chocolate con leche, esplenda en lugar de azúcar y así sucesivamente. Si quieres comer postre lo ideal es hacerlos en casa con estos ingredientes más sanos y tener un buen cálculo de las calorías de cada porción.

Cenas:

Durante las cenas debemos evitar los caprichos que nos podemos dar durante la tarde, aquel trozo de postre o los almidones o las legumbres que nos podemos permitir durante el día, a la hora de cenar lo ideal es evitarlo y concentrarnos en la comida más saludable, baja en calorías y fáciles de digerir.

> Arroz de coliflor, hay muchas recetas en la web, pero es tan sencillo como rallar la parte floreada de la coliflor y luego ponerlo a hervir para que se cocine. El resultado será una especie de arroz, pero bajo en carbohidratos. Este lo

puedes mezclar con trozos de pollo y algunos vegetales.

⟩ Ensalada de atún o langostinos. Puedes agregarle los vegetales que más te gusten buscando siempre que estén libres de almidón: berenjena, pepino, calabacín, cebolla, etc. Evita la papa y la zanahoria en esta ensalada. Puedes aderezarla con aceite de oliva e incluso con limón.

⟩ Tortilla de huevos o huevos revueltos. El huevo es un alimento muy completo que aporta cantidad de beneficios. Comer dos o tres huevos de cena en la forma que más te guste siempre es una buena opción.

Plan alimenticio para mantener tu peso ideal

Es importante saber que, para mantener el peso, al contrario que para bajar, es necesario consumir las calorías exactas o estar en un déficit calórico muy pequeño. Si bien mantener el peso para muchas personas es sumamente difícil, ya que tienden a engordar o adelgazar, estas variaciones de peso pequeñas son totalmente normales y no deben suponer un gran conflicto.

Lo bueno de este plan alimenticio es que sin duda tiene muchas más posibilidades y está más abierto a los cambios que los planes para bajar de peso. Sin embargo, es importante conocer los límites y no dejarse llevar por los relajos que implican un plan de mantenimiento.

Para los almuerzos se pueden agregar porciones moderadas de pasta y arroz, si son integrales mejor aún. Puedes consumir un poco más de condimentos e incluso de vez en cuando alguna salsa como mayonesa o salsa de tomate.

Los quesos son algo que normalmente se debe consumir con mucho cuidado ya que contienen muchas calorías, sin embargo, para un plan de mantenimiento este consumo puede ser más amplio y relajado. Lo ideal es consumir quesos sin carbohidratos como la mozzarella.

Las frituras es algo que debería estar prohibido, pero sin lugar a dudas son deliciosas. Si tu idea es mantenerte puedes darte estos gustos muy de vez en cuando y de forma moderada, ya que, si bien un día de frituras no hará que engordes, unos cuantos días sumaran unos cuantos gramos que variarán tu peso y además afectarán tu salud.

En las cenas se pueden permitir almidones y algunas harinas de vez en cuando, aunque lo ideal es evitarlas durante estas horas ya que el organismo tardará más en procesarlos y puedes sentirte pesado durante la hora de dormir.

En general ambos planes son bastante amplios y no buscan para nada servirte como una guía detallada ni como una dieta a seguir, son simples ideas que puedes usar para ampliar tus horizontes o para comprender un poco mejor cómo debe ser. Recuerda los factores que mencionamos al comienzo y busca el mejor plan alimenticio que se acomode a tus necesidades. Cada cuerpo es un mundo y cada mundo tiene diferentes factores dentro de sí que necesitan ser tratados con particularidad.

Últimas palabras

Hemos finalizado la lectura del texto. En esta última parte de nuestro largo viaje, te habrás dado cuenta que el tema del ayuno es mucho más complicado que dejar de comer y luego volver a comer; va más allá de una simple restricción calórica.

Cualquier cambio que queramos hacer en nuestra vida siempre será de difícil implementación en un principio. Cuando eres nuevo en este hábito de alimentación es normal que sea algo dificultoso adaptarse a los horarioss nuevos, sobretodo porque sentimos que nuestra mente y cuerpo están saboteando nuestras intenciones y voluntad. La parte más importante de todo el proceso radica en dos factores: las primeras semanas y la constancia luego de esta. Las primeras semanas resultan difíciles porque estamos muy nuevos en esta nueva dinámica hasta que comenzamos a acostumbrarnos y ya el nivel de dificultad bajó para nosotros, a veces nos puede resultar incluso aburrido que las cosas se hayan detenido o, por el contrario, aliviados de que ya llegamos a ese punto. Así, de una u otra manera, podemos vernos tentados a abandonar el ayuno porque ya nos aburrió y creemos ya haber conseguido el propósito, a veces olvidando que adoptar el ayuno es solo un medio o un fin, siendo el fin pues, mejorar nuestro bienestar y nuestra salud. Peor aún, podemos caer en la tentación de que como ya tenemos instaurado este nuevo hábito, no hará nada de daño si nos saltamos las normas sólo una sola vez. Pero atento a este pensamiento, recuerda que nuestro cerebro es flojo por naturaleza y por eso a veces puedes caer en ese patrón: si ya lo hiciste una vez, ¿no tiene nada de malo hacerlo de nuevo, o sí? Luego de ahí, vas de nuevo a romper la nueva rutina.

No es peligroso salirse de vez en cuando de la rutina del ayuno intermitente, lo que sí resulta peligroso para tus intereses es hacerlo después de las primeras semanas, cuándo aún estamos comenzando a habituarnos realmente a comer de esta manera.

Es usual que las personas que comienzan en el ayuno intermitente vengan con algún tipo de problema anterior: baja autoestima, problemas emocionales, de salud o presión social incluso. Estos temas usualmente no son abordados en los textos y fuentes de información relacionadas al ejercicio y la salud: por lo general en estos temas se busca crear una atmósfera demasiado positiva y distante de los males que nos afectan personas y que, en realidad, sí afectan a nuestro rendimiento. Ignorar estos problemas muchas veces terminan en su reincidencia de manera consciente o inconsciente. Esto es porque no se ponen los temas sobre la mesa y deliberadamente se decido ignorarlos porque "entorpecen" nuestro proceso, cuando en realidad resulta más importante que nunca reconocerlos y conocerlos para que aprendamos a solucionarlos, a vivir con ellos y no reincidamos de nuevo en la raíz de nuestros problemas. Son problemas que no deben ser sepultados debajo de una comida o un ejercicio. Esta deliberada ignorancia de estos problemas es tóxico para el mundo del fitness y la salud.

Lo más importante de todo esto, es aceptar y reconocer que cada persona es distinta y tiene diferentes reacciones y procesos que llevar a cabo. Esta heterogeneidad sin duda alguna determinarán el cómo llevaras a cabo tu propio proceso de cambio y cuáles son tus fortalezas, debilidades, oportunidades y amenazas para este nuevo reto que te pones ante ti. Es importante conocer la historia que hay detrás de tu deseo de cambio, de tu deseo de mejora de salud, preguntarte el por qué lo estás haciendo.

Es importante entonces, no solo conocer el trasfondo de nuestra motivación, sino también conocer el trasfondo de nuestro objetivo. ¿Es lo que realmente quieres hacer, te hace feliz? ¿Qué es lo que te está deteniendo?

Antes de cerrar también es fundamental entender que el comportamiento humano se rige en base a hábitos y rutinas. Así es el diseño de nuestro cerebro y así es cómo funciona. Por esa razón es que somos tan buenos reconociendo patrones, ya sean reales o abstracto. Nuestro cerebro buscará siempre la coherencia por medio de la repetición, la semejanza y las relaciones de los elementos. Esto es igual de cierto que con nuestro comportamiento; siempre, en distintos niveles, nuestro comportamiento consiste en repeticiones, rutinas, cosas parecidas y relaciones entre unos comportamientos y otros con nosotros mismos, con nuestros problemas

Si te gustó el contenido de este texto, asegúrate de dejarnos un comentario o una reseña positiva al respecto. Déjanos saber qué es lo que más te gustó y qué es sobre lo que te gustaría ver más contenido. Esperemos que texto sea de mucho provecho y disfrute. ¡Feliz ayuno!

www.ingramcontent.com/pod-product-compliance
Lightning Source LLC
Chambersburg PA
CBHW031107250726
48655CB00004B/1608